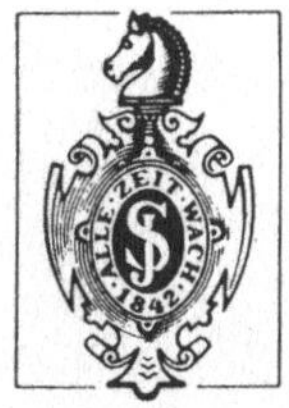

H. Albrecht · G. Franz (Hrsg.)

Naturheilverfahren

Zum Stand der Forschung

Mit 63 Abbildungen und 17 Tabellen

Springer-Verlag Berlin Heidelberg New York
London Paris Tokyo Hong Kong

Dr. Henning Albrecht
Karl und Veronica Carstens-Stiftung im Stifterverband für die Deutsche
Wissenschaft, Brucker Holt 56–60, 4300 Essen 1

Professor Dr. Gerhard Franz
Lehrstuhl für Pharmazeutische Biologie, Institut für Pharmazie,
Universität Regensburg, Universitätstr. 31, 8400 Regensburg

CIP-Titelaufnahme der Deutschen Bibliothek
Naturheilverfahren: zum Stand der Forschung / H. Albrecht ;
G. Franz (Hrsg.). – Berlin ; Heidelberg ; New York ; London ;
Paris ; Tokyo ; Hong Kong : Springer, 1990
ISBN-13: 978-3-540-50956-1   e-ISBN-13: 978-3-642-87580-9
DOI: 10.1007/ 978-3-642-87580-9
NE: Albrecht, Henning [Hrsg.]

Satz: Ernst Kieser GmbH, Neusäß
2127/3335-54321 – Gedruckt auf säurefreiem Papier

Inhaltsverzeichnis

Adressen

Albrecht, H.; Karl und Veronica Carstens-Stiftung im Stifterverband für
die Deutsche Wissenschaft,
Brucker Holt 56–60, 4300 Essen 1

Bautz, Ch.; Pharmazeutisches Institut der Christian-Albrechts-Universität
zu Kiel, Gutenbergstr. 76–78, 2300 Kiel

Bohuslavizki, K. H.; Physiologisches Institut
der Christian-Albrechts-Universität zu Kiel, Hermann-Rodewald-Str. 5,
2300 Kiel

Franz, G.; Universität Regensburg, Naturwissenschaftliche Fakultät IV,
Chemie und Pharmazie, Universitätsstr. 31, 8400 Regensburg

Gaus, W.; Klinische Dokumentation der Universität Ulm, Eythstr. 2,
7900 Ulm

Gohla, S. H.; c/o Labor für Hautimmunologie, Bioverträglichkeit,
Immunologie, P-G-U-Forschungszentrum, Beiersdorf AG, Unnastr. 48,
2000 Hamburg 20

Hänsel, W.; Pharmazeutisches Institut der Christian-Albrechts-Universität
zu Kiel, Gutenbergstr. 76–78, 2300 Kiel

Harisch, G.; Institut für Physiologische Chemie der Tierärztlichen
Hochschule Hannover, Bünteweg 17, 3000 Hannover 71

Haubeck, H.-D.; Institut für Klinische Chemie und Pathobiochemie,
Medizinische Fakultät der RWTH Aachen,Pauwelsstr. 5100 Aachen

Kneip, A.; Physiologisches Institut der
Christian-Albrechts-Universität zu Kiel, Hermann-Rodewald-Str. 5,
2300 Kiel

Koppenhöfer, E.; Physiologisches Institut der
Christian-Albrechts-Universität zu Kiel, Hermann-Rodewald-Str. 5,
2300 Kiel

VIII

Kraus, J.; Institut für Pharmazie, Universität Regensburg,
Universitätsstr. 31, 8400 Regensburg

Kretschmer, M.; Institut für Physiologische Chemie
der Tierärztlichen Hochschule Hannover, Bünteweg 17, 3000 Hannover

Möller, W.-D.; Abteilung Neurologie der Christian-Albrechts-Universität
zu Kiel, Hermann-Rodewald-Str. 5, 2300 Kiel

Neth, R. D.; II. Medizinische Klinik, Hämatologisches Labor,
Universitätskrankenhaus Eppendorf, Martinistr. 52, 2000 Hamburg 20

Schrum, S.; II. Medizinische Klinik, Hämatologisches Labor,
Universitätskrankenhaus Eppendorf, Martinistr. 52, 2000 Hamburg 20

Soltau, H.; II. Medizinische Klinik, Hämatologisches Labor,
Universitätskrankenhaus Eppendorf, Martinistr. 52, 2000 Hamburg 20

Weingärtner, O.; Pharmazeutische Fabrik Dr. Reckeweg & Co. GmbH,
Berliner Ring 32, 6140 Bensheim 1

Wiesenauer, M.; In der Geiss 8, 7056 Weinstadt 5

Vorwort

Den Naturheilverfahren wird heute manches nachgesagt, kaum allerdings, daß es auf diesem Gebiet wissenschaftliche Untersuchungen gibt, über die zu berichten sich lohnt. In dieser Situation müssen die hier vorgelegten Ergebnisse nachdenklich stimmen. Dies gilt vor allem für die Untersuchungen zur Homöopathie.

Angesichts der nach wie vor weit verbreiteten Vorbehalte in der Wissenschaft gegen die Naturheilverfahren kann die Forschung hier erst am Anfang stehen. So können auch zwangsläufig nicht alle Richtungen dieser facettenreichen Therapieformen, für die es keinen allgemeingültigen Sammelbegriff gibt, auf dem gleichen Stand sein. Der vorliegende Band befaßt sich mit den beiden sowohl in der Therapie als auch in der Forschung wichtigsten Richtungen: Phytotherapie und Homöopathie.

Wie immer man dazu stehen mag, diese Arbeiten müssen in Zukunft die Grundlage für jede vernünftige Diskussion über die Naturheilverfahren bilden. Wenn sie zu kritischer, aber fairer Diskussion, zu Nachprüfungen und zu weiteren Untersuchungen anregen, ist viel erreicht.

Danksagung

Die Untersuchung von Kraus/Franz wurde von der „Deutschen Krebshilfe"
und dem „Fonds der Chemischen Industrie" gefördert.

Alle übrigen Arbeiten wurden von der „Karl-und-Veronica-Carstens-Stiftung im Stifterverband für die Deutsche Wissenschaft" gefördert – die
Untersuchung von Harisch/Kretschmer sowie von Bautz et al. zusammen
mit der „Alfried Krupp von Bohlen und Halbach-Stiftung", die Untersuchung von Wiesenauer zusammen mit der „Robert Bosch-Stiftung".

Zwischenbilanz und Perspektiven

H. Albrecht

Als Sokrates wie gewöhnlich auf dem Marktplatz von Athen stand und dem bunten Treiben zusah, rannte plötzlich ein Mann über den Platz, der von mehreren anderen verfolgt wurde. Die Verfolger riefen: „Haltet den Mörder! Sokrates, halte den Mörder!" Doch Sokrates reagierte nicht und blieb stehen. Einer der Verfolger hielt an und fragte ihn: „Sokrates, warum hast du den Mörder nicht aufgehalten?". Und Sokrates fragte in bekannter Weise zurück: „Was ist ein Mörder?". Darauf der Verfolger: „Jemand, der einen anderen umbringt!". Sokrates: „Also ein Soldat". Der Verfolger: „Nein. Jemand, der einen anderen im Frieden umbringt!". Sokrates: „Also ein Scharfrichter." Der Verfolger: „Nein! Jemand der einen anderen zu Friedenszeiten in seinem Haus umbringt!". Darauf Sokrates: „Ach so, ein Arzt."

Die wissenschaftliche Beschäftigung mit den Naturheilverfahren trägt wahrhaft „sokratische" Züge. Man muß schon bereit sein, sich durch unvoreingenommenes, beharrliches Fragen in eingefahrenen Denkstrukturen durcheinanderbringen zu lassen. Und man muß häufig erkennen, daß mechanisches Schlußfolgern nicht immer zum richtigen Ergebnis führt.

Eingefahrene Denkstrukturen, die es durcheinanderzubringen gilt, gibt es auf beiden Seiten des Grabens, der die Naturheilverfahren oder die Erfahrungsheilkunde von der Hochschulmedizin oder „Schulmedizin" trennt. Einschlägige Gegensatzpaare heißen hier zum Beispiel: ‚Erfahrung statt Wissenschaft', ‚Heilkunde vs Medizin', ‚Kausalanalytischer Reduktionismus contra induktivistisch-synthetische Ganzheit', ‚Kausale Therapie vs Plazebo'...

Unvoreingenommenes Fragen ist auch hier fruchtbar, und zwar für *beide* Seiten. Der Hochschulmediziner, der Biowissenschaftler muß sich schon ganz beharrlich fragen lassen, warum er sich eigentlich nicht mit den Naturheilverfahren beschäftigt, wenn mehr als die Hälfte der niedergelassenen Ärzte sie zumindest gelegentlich anwendet, wenn Tausende von Ärzten sie fast ausschließlich praktizieren und wenn ein Großteil der Bevölkerung sie ausdrücklich wünscht!

Und mechanisches Schlußfolgern bei der Antwort auf diese Frage muß hier wahrlich nicht zum richtigen Ergebnis führen: denn nur weil das Reichsgesundheitsamt in den dreißiger Jahren und weil Paul Martini in den fünfziger Jahren beispielsweise die Wirksamkeit der Homöopathie nicht nachweisen konnten, heißt das noch lange nicht, daß ein Wirksamkeitsnachweis der Homöopathie generell nicht möglich ist, wie Anschütz (1987) noch einmal apodiktisch feststellte.

Die Karl-und-Veronica-Carstens-Stiftung, 1981 vom damaligen Bundespräsidenten Karl Carstens und seiner Ehefrau Veronica Carstens errichtet, hat sich das „sokratische" Vorgehen zu eigen gemacht. Sie stellt die eben beispielhaft genannte Frage an *beide* Seiten und fördert jeden Versuch, die notwendige Brücke zu schlagen. Daß sie dabei bisher den richtigen Weg gegangen ist, zeigt sich darin, daß sie von *beiden* Seiten mißtrauisch beäugt wird. Zur Zeit ist noch nicht zu sagen, auf welcher Seite das Mißtrauen eigentlich größer ist. Verständlich, denn wer läßt sich schon gerne naiv befragen und in seinen gewohnten Denkstrukturen durcheinanderbringen.

Die wahrhaft konstruktive Tätigkeit dieser Stiftung hat in den wenigen Jahren ihres Bestehens zu beachtlichen Ergebnissen geführt. Dabei gibt es ganz klar zwei Schwerpunkte: *Phytotherapie* und *Homöopathie*. Von der Erfahrungsheilkunde aus gesehen ist das beinahe selbstverständlich. Pflanzenextrakte und Pflanzeninhaltsstoffe sind der therapeutische Grundpfeiler der meisten Naturheilverfahren: so der Phytotherapie im strengen Sinne, der Homöopathie (die meisten homöopathischen Arzneimittel haben ihren Ursprung in Pflanzenextrakten), der Kneipp-Therapie (sofern sie Arzneimittel verwendet), der anthroposophischen Medizin (man denke nur an die Misteltherapie), bis hin zu den auch bei uns immer weiter verbreiteten außereuropäischen Heilweisen: Traditionelle Chinesische Medizin, Ayurveda (indische Medizin) und Tibetische Medizin – sie alle sind im wesentlichen Phytotherapien.

Die Pflanzen also und ihre Inhaltsstoffe sind der entscheidende Rohstoff für den Arzneimittelschatz der verschiedensten Naturheilverfahren.

Dieser eine Schwerpunkt dürfte bei der Hochschulmedizin noch am ehesten Vertrauen erwecken. Arzneimittel aus Pflanzeninhaltsstoffen zu gewinnen, gilt bei weitem nicht als so abwegig wie Homöopathie oder etwa Akupunktur. Da gibt es berühmte Beispiele wie Digitalis oder Strophantin, da gibt es in der alltäglichen Erfahrung Kaffee, Nikotin und Tee mit ihren bekannten pharmakologischen Effekten.

Der andere Schwerpunkt ist die *Homöopathie*. Sie ist eines der ältesten europäischen Therapiesysteme außerhalb der Hochschule, seit mehr als 150 Jahren sozusagen der andere Weg der Medizin. Die Homöopathie ist im Unterschied zu allen bestehenden Naturheilverfahren und Richtungen der Erfahrungsheilkunde ein komplettes geschlossenes System mit eigenen Diagnosemethoden, eigenen, sehr speziellen Arzneimitteln mit einem besonderen Herstellungsverfahren, mit einer eigenen Theorie, mit einer ganz besonderen Sicht von Krankheit, Gesundheit und Heilung. Von ihren Verfechtern wird sie als geniale Heilmethode gesehen, die ausschließlich in die Hand des Arztes gehört.

Für das Denken der naturwissenschaftlich fundierten Hochschulmedizin jedoch ist die Homöopathie eine arge Zumutung. Da soll nicht nur Ähnliches mit Ähnlichem geheilt werden, es soll ferner akzeptiert werden, daß das Indikationsspektrum eines Arzneimittels durch Vergiftungsfälle einerseits und Selbstbeobachtung gesunder Probanden andererseits erstellt wird (von den Gegnern der Homöopathie gerne als sogenannte „Indikationslyrik" bezeichnet); nein, als Krönung des Ganzen muß man auch noch hinnehmen, daß die homöopathischen Arzneimittel soweit verdünnt werden, daß chemisch gesehen gar kein Wirkstoff mehr darin enthalten ist. Und als „donum superadditum" soll das nun auch noch der Clou des Ganzen sein. Der Zumutungen nicht genug: die Homöopathie versteht sich als reine Arzneimitteltherapie!

Es ist schon verständlich, daß die meisten Naturwissenschaftler und Mediziner dementsprechend reagieren. Denn sich hier auch nur auf Diskussionen einzulassen, verlangt ein hohes Maß an Bereitschaft, eingefahrene Denkgeleise zu verlassen und das gewohnte mechanische Schlußfolgern zu unterlassen, das im Falle der Homöopathie nur dazu führen kann, daß es sich um eine Plazebotherapie handeln muß.

Zum Stand der Forschung

In welchen Disziplinen, die hier auch fast alle zur Sprache kommen, wird bisher gearbeitet?

Ihre Aufzählung mutet an wie ein Ausschnitt aus dem Teil „Biowissenschaften/Medizin" eines normalen bundesdeutschen Vorlesungsverzeichnisses: Physik, Physikalische Chemie, Biochemie, Pharmazeutische Biologie und Chemie, Physiologische Chemie, Pharmakologie und Klinische Pharmakologie, Klinische Chemie, Physiologie, Veterinärmedizin, Medizinische Statistik, Epidemiologie, Allgemeinmedizin ...

Das Methodenarsenal, mit dem bis heute die Erforschung der Naturheilverfahren in Gang gebracht wurde, ist beeindruckend. Herausragende Beispiele für den Stand der Forschung zur Phytotherapie und Homöopathie werden in diesem Band vorgestellt. Dazu läßt sich folgende Zwischenbilanz ziehen:

1) Die Methoden der Naturwissenschaft und der Klinischen Medizin sind *grundsätzlich* auch für die Erforschung der verschiedenen Formen der Erfahrungsheilkunde geeignet. Sie sind in ihrer Anwendung auf diesen Bereich noch lange nicht ausgeschöpft. Es stimmt eben nicht, wenn manche Vertreter der Naturheilverfahren behaupten, Therapieformen der Erfahrungsheilkunde ließen sich nicht mit naturwissenschaftlichen Methoden prüfen. Denn der Beitrag von Harisch (S. 22) z. B. zeigt, daß man sehr wohl mit gängigen Methoden Effekte von homöopathischen Arzneimitteln im Zellstoffwechsel reproduzierbar nachweisen kann. Und allen Unkenrufen zum Trotz kann man eben doch bestimmte Homöopathika in plazebokontrollierten Doppelblindstudien prüfen (s. die Beiträge von Wiesenauer und Gaus, S. 115 ff.).
2) Die Methoden der Naturwissenschaft und der Klinischen Medizin reichen nicht aus, um vielen Phänomenen der Erfahrungsheilkunde wirklich

auf den Grund zu gehen. Es müssen neue Methoden geschaffen und neue Forschungsansätze entwickelt werden, es müssen eben auch die gewohnten Denkstrukturen verlassen werden, um zum Beispiel zu prüfen, ob und warum Inhaltsstoffe im pflanzeneigenen Stoffkomplex eingebunden anders wirken, als wenn sie isoliert vorliegen. Oder wenn es darum geht, zu erforschen, *warum* und *wie* eigentlich homöopathische Arzneimittel wirken.

3) Es müssen wissenschafts*theoretische* Untersuchungen in Gang gebracht werden. Daß die Naturheilverfahren den Menschen anders sehen, daß hier ein anderes Denken vorliegt, ist bekannt. Aber *wo* liegen eigentlich die Unterschiede? Gegensatzpaare wie analytisch/synthetisch oder linear-kausal/kybernetisch sind Schlagworte, aber keine Erklärungen.

4) Die Forschung zerstört die Naturheilverfahren nicht – weder im Sinne der Gegner noch was die Befürchtungen der Verfechter angeht. Warum soll es der Homöopathie schaden, wenn gezeigt wird, daß auch sogenannte Hochpotenzen im Zellstoffwechsel Effekte ausüben? Warum ist es so schädlich zu wissen, daß es ganz bestimmte Polysaccharide sind, die die immunmodulierende Wirkung von Thuja ausmachen? (s. Beitrag von Neth, S. 59). Der Stand der Forschung kann die Auffassung Buchborns (1988) bisher nicht bestätigen: „Mit solcher wissenschaftlichen Aufklärung des pharmakologischen Wirkungsmechanismus auf biochemischer, molekularbiologischer oder physiologischer Ebene gehen freilich der Touch und die Akzeptanz als Alternativer Medizin oder Erfahrungsheilkunde verloren. Dies sollten die Gesundheitspolitiker bedenken, die ständig eben diese Aufklärung der Wirkung unkonventioneller Behandlungsmethoden einfordern."

An der Forschung werden die Naturheilverfahren wohl nicht zugrunde gehen; eher im Gegenteil.

Daß in diesem Band nur ausgewählte Beispiele gebracht werden, muß nochmals betont werden. Mit Ausnahme des Beitrags von Franz (S. 7) wird hier nur aus Projekten berichtet, die von der Karl-und-Veronica-Carstens-Stiftung gefördert wurden. Allein das Förderungsprogramm dieser Stiftung ist zu umfangreich, als daß es hier vollständig repräsentiert werden könnte.

Perspektiven

Für das Fortbestehen der Naturheilverfahren und für ihre Integration in die medizinische Praxis und Ausbildung ist es notwendig, die wissenschaftliche Auseinandersetzung damit im universitären Bereich zu verankern.

Welche Folgerungen ergeben sich aus dem derzeitigen Stand der Forschung für die Frage, nach welchem Modell dies an einer Universität institutionalisiert werden könnte? Es zeigt sich ganz klar, daß die Erforschung der Naturheilverfahren ein klassischer Fall von multi- und interdisziplinärer Zusammenarbeit ist. Das überrascht nicht, wenn es darum gehen soll, ein so komplexes und historisch gewachsenes Phänomen wie die Erfahrungsheilkunde in die Forschung aufzunehmen.

In jeder naturwissenschaftlichen und medizinischen Disziplin, aber auch in geisteswissenschaftlichen Fächern wie der Philosophie und der Soziologie beispielsweise ist zu prüfen, welche ihrer etablierten Methoden und Arbeitsweisen jeweils zur Erforschung der Naturheilverfahren beitragen können.

Dazu bedarf es vor allem zweierlei: der Koordination bzw. Beratung einerseits und des ureigenen Interesses bzw. der Neugier der Wissenschaftler andererseits. Die wissenschaftliche Beschäftigung mit der Erfahrungsheilkunde läßt sich ganz offensichtlich nicht in Auftrag geben. Der Entschluß, sich dem zu widmen, muß von den Wissenschaftlern selbst kommen – das zeigt vor allem die Erfahrung der Vergangenheit.

Wie anders soll auch die Bereitschaft entstehen, unvoreingenommene Fragen zu stellen und gewohnte Denkgeleise zu verlassen?

Koordination und Beratung sind in diesem Fall besonders wichtig. Die verschiedenen Fachleute in der Wissenschaft können oft gar nicht erkennen, wo die eigentlichen brisanten Probleme liegen, da ihnen die Erfahrungsheilkunde ja nicht vertraut ist. Häufig kann nur aus übergeordneter Sicht gezeigt werden, welche verschiedenen Aspekte bei einem bestimmten Therapieverfahren zu beachten sind, sprich: welche Fachgebiete möglicherweise angesprochen sind. Und schließlich hat die Erfahrung gezeigt, daß manche Wissenschaftler die Bedeutung ihrer Ergebnisse für die Naturheilverfahren anfangs gar nicht sehen, so daß es nicht zu einem fruchtbaren Dialog kommt. Die Stelle der Koordination sollte also eine echte Brückenfunktion haben, die zum Beispiel auch hilft, die Sprachbarrieren zu überwinden, die mittlerweile zwischen der Wissenschaft an den Universitäten und der Erfahrungsheilkunde bestehen.

Ein solches Modell, das vor allem für die Naturwissenschaft und die vorklinischen Fächer gelten würde, dürfte die Möglichkeit bieten, die Naturheilverfahren ganz organisch in die Forschung miteinzubeziehen, ohne daß die Strukturen der Universitäten von vornherein durchkreuzt werden. So könnte eine Vertrauensbasis entstehen, auf der man dann im klinischen Bereich aufbauen kann. Denn es müßte auch auf seiten der Naturheilverfahren verständlich sein, daß Kliniker zunächst einmal sehen wollen, ob eine Therapieform, die sie bisher als Außenseitermethode ansehen, einen wissenschaftlich prüfbaren Gehalt hat, bevor sie sie zum Beispiel in die klinische Prüfung nehmen.

Ein solches Modell bietet ferner die Möglichkeit, wissenschaftlichen Nachwuchs heranzubilden, der für die Erfahrungsheilkunde dringend gebraucht wird.

Dieses Modell besagt nun aber nicht, daß man nicht auch gleichzeitig in der klinischen Medizin die Naturheilverfahren in die Forschung einbeziehen könnte. Die Erfahrungen an der Universität Ulm (s. die Beiträge von Wiesenauer und Gaus, S. 115ff) zeigen, daß im klinischen Bereich zuerst das Fall Allgemeinmedizin angesprochen ist. Denn in der ärztlichen Praxis sind die Naturheilverfahren zum überwiegenden Teil dort angesiedelt.

Nun ist das Fach Allgemeinmedizin an den Universitäten immer noch im Aufbau. Mehrere Lehrstühle sind zur Zeit zum erstenmal ausgeschrieben. Vielleicht liegt auch eine Chance in dieser Situation, indem die Naturheilverfahren zunächst in die Planung dieses Faches aufgenommen werden könnten, um in einer ersten Phase zu prüfen, welche Gebiete der universitären klinischen Forschung für die Naturheilverfahren am wichtigsten sind. Daß das Gebiet Innere Medizin dabei den Vorrang hat, ist schon jetzt klar. Nur scheint hier aus vielerlei Gründen auch heute noch 'der Brückenschlag am schwierigsten zu sein.

Literatur

Anschütz F (1987) Ist die Homöopathie wissenschaftlich überprüfbar. DNÄ 25:9
Buchborn E (1988) Ärztliche und wissenschaftliche Erfahrung als komplementäre Richtmaße der Therapie. Der Internist 29:459–462

Pflanzliche Polysaccharide mit antitumoraler Wirkung

J. Kraus und G. Franz

I. Einleitung

Krebs ist nach den Herz- und Kreislaufkrankheiten die zweithäufigste Todesursache des erwachsenen Menschen und stellt aus diesem Grunde für Medizin, Pharmazie und Biologie eine permanente Herausforderung dar. Während zum Verständnis der Krebsentstehung Genetik und Molekularbiologie in den letzten Jahren wesentliche Beiträge geleistet haben, sind den Forschungen im Bereich der präventiven und kurativen Krebstherapie die großen Erfolge bislang versagt geblieben.

Die heute vorwiegend angewandten Behandlungsmethoden des Krebses sind die operative Entfernung des Tumors sowie die Chemo- und Strahlentherapie. Trotz der Anstrengungen auf diesen Gebieten der Krebstherapie kann als Resultat oft nur eine Verlängerung der Überlebenszeit, in den wenigsten Fällen aber eine vollständige Heilung des Patienten erreicht werden. Entscheidend für eine günstige Prognose ist der Zeitpunkt der Erkennung des Tumors, wenn möglich bevor eine Metastasierung eingetreten ist. In den meisten Fällen sind die Tumoren bereits dissiminiert bzw. metastasiert, so daß eine chirurgische Entfernung des Primärtumors nicht ausreicht und eine zusätzliche, systemische Therapieform angezeigt ist. Eine Chemotherapie führt aber häufig nur zu einer vorübergehenden Besserung des Krankheitszustandes, denn aufgrund der fehlenden Sensitivität bestimmter Tumorzellklone läßt sich eine Eliminierung aller Tumorzellen nicht erreichen. Zudem darf gerade bei der Verwendung von alkylierenden Zytostatika die Belastung durch die hohen Nebenwirkungen und vor allem die Gefahr der Entstehung iatrogener Zweittumoren nicht außer acht gelassen werden [1].

Behandlungsmethoden, die zur Verhinderung resp. Eliminierung der für den Krankheitsverlauf oft fatalen Mikrometastasen führen, wären für die Krebstherapie ein entscheidender Fortschritt. Aussichtsreiche Perspektiven bietet in diesem Zusammenhang die Aktivierung des Immunsystems und damit der körpereigenen Tumorabwehr. Das sollte in der Folge zur vermehrten Bildung endogener zytotoxischer Mechanismen führen, durch die Tumorzellen zerstört werden [2].

Eine Stimulation resp. Modulation des Immunsystems kann durch körpereigene Substanzen (Interleukine, Interferone, CSF), synthetische Stoffe (Levamisol, Tuftsin, Bestatin) und Stoffe mikrobieller Herkunft (BCG,

Corynebacterium parvum, Muramyldipeptide, LPS, Phospholipide) erreicht werden [3]. Substanzen, die eine derartige Beeinflussung des Immunsystems vermögen, werden als „biological response modifier" (BRM) bezeichnet [4]. In diese Gruppe der BRMs sind auch nichttoxische, immunstimulierend und antitumoral wirkende Polysaccharide einzuordnen. In den vergangenen 20 Jahren sind eine Reihe solcher Polysaccharide hinsichtlich ihrer antitumoralen Aktivität untersucht worden (Tabelle 1). Klinische Bedeutung für die Antitumorbehandlung im Sinne einer Immunmodulation haben in den letzten Jahren zwei hochreine Polysaccharide erlangt, die als kommerzielle Produkte Schizophyllan und Lentinan in Japan entwickelt worden sind [5, 6]. Als strukturelle Gemeinsamkeiten besitzen diese Polymere β-1.3-verknüpfte Glukanhauptketten mit β-1.6-Verzweigungen [7, 8]. Die beiden Glukane zeigten im Tierversuch an verschiedenen Tumormodellen z. T. ausgeprägte tumorhemmende Wirkungen, die über eine Stimulierung des Immunsystems erfolgen, wobei insbesondere zytotoxische Makrophagen und T-Lymphozyten sowie natürliche Killerzellen in ihrer Aktivität stimuliert werden. Die klinische Anwendung dieser Polysaccharide erfolgt postoperativ zum Teil in Kombination mit Chemo- oder Strahlentherapie [5, 6, 9–14]. Aufgrund der positiven klinischen Ergebnisse werden Schizophyllan und Lentinan in breitem Umfang zur adjuvanten Tumortherapie eingesetzt.

Der Anstoß zu unseren Arbeiten auf dem Gebiet der Antitumorpolysaccharide waren einige Veröffentlichungen, in denen antitumorale Effekte von polysaccharidhaltigen Pflanzenextrakten beschrieben werden [15]. Anfangs wurde die Antitumoraktivität strukturell verschiedener pflanzlicher Polysaccharide untersucht. Im weiteren Verlauf der Arbeiten zeigte es sich, daß bestimmte Polysaccharidtypen aus Pilzen wesentlich höhere Aktivitäten

Tabelle 1. Antitumorpolysaccharide – Herkunft und Strukturmerkmale

Ausgangsmaterial	Strukturmerkmal
Bakterien	
Seratia marcescens	Lipopolysaccharid
Bacillus polymyxa	β-1.6-Fruktan (Levan)
Hefen	
Saccharomyces cervisiae	β-1.3-Glukan, Glukomannan
Sclerotium glucanicum	β-1.3/1.6-Glukan (Skleroglukan)
Pilze	
Schizophyllum commune	β-1.3/1.6-Glukan (Schizophyllan)
Lentinus edodes	β-1.3/1.6-Glukan (Lentinan)
Cochliololus miyabeanes	β-1.3/1.6-Glukan
Flechten	
Gryophora esculenta	β-1.6-Glukan
Höhere Pflanzen	
Sasa senasensis	Arabinoxylan
Triticum aestivum	Hemicellulose

aufwiesen. Insbesondere aus *Phytophthora parasitica,* einem Pilz, der zur Klasse der Oomyceten gehört, konnten Glukane isoliert werden, deren antitumorale und immunstimulierende Effekte beeindruckend waren.

II. Antitumoraktivität von Polysacchariden aus höheren Pflanzen

Erste Untersuchungen zur Antitumoraktivität von pflanzlichen Polysacchariden führte Belkin et al. [15] mit einer Reihe von Pflanzenextrakten durch. Dabei induzierten einige dieser Extrakte hämorrhagische Nekrosen in Sarkom-37 Tumoren. Diese Nekrotisierung stand in Zusammenhang mit einer Zunahme des Zellvolumens und einer Zellvakuolisierung. Allerdings konnte aufgrund der Heterogenität der polysaccharidhaltigen Extrakte die Wirkung nicht eindeutig den Polysacchariden zugeordnet werden. Später wurden in ihrer Zusammensetzung besser definierte Polysaccharidepräparationen im Tierversuch getestet. Dabei kamen vorwiegend ungenügend charakterisierte Hemicellulosen aus Weizenstroh, Bambusblättern oder Bagasse sowie einige Cellulosederivate wie Methylcellulose und Carboxymethylcellulose zum Einsatz [16]. Einige dieser Verbindungen zeigten am Sarkom-180 zum Teil ausgeprägte tumorhemmende Eigenschaften. Allerdings konnten gute Hemmraten erst bei relativ hohen Dosierungen von 200 mg/kg und mehr erreicht werden, so daß die Antitumoreffekte dieser Verbindungen nicht weiter untersucht wurden.

Neuere Ergebnisse wurden mit Polysacchariden aus der Rinde des Indischen Flieders (*Melia azadirachta*) erhalten. Dabei wurden mit einem Arabinoglukan, einem Arabinofucoglukan und einem Arabinogalactan jeweils in einer Dosierung von 50 mg/kg Wachstumshemmungen am Sarkom-180 bis zu 90% erreicht [17, 18]. Kürzlich beschrieb Takaeo et al. [19] ein α-1.6/1.3-Glukan aus Reiskleie, das am syngenen Meth-A Fibrosarkom und Lewis-Lung Karzinom in einer Dosierung von 30 mg/kg eine dem 5-Fluorurazil vergleichbare Hemmwirkung zeigte. Überraschenderweise war die Antitumorwirkung an allogenen, und damit leichter beeinflußbaren Tumoren nicht höher.

Im Rahmen von Struktur-Wirkungs-Untersuchungen wurden eine Reihe von Polysacchariden aus höheren Pflanzen auf eine Antitumoraktivität getestet, wobei nur Verbindungen eingesetzt wurden, die in ihrer Struktur soweit wie möglich aufgeklärt waren. Das routinemäßige Screening auf mögliche Antitumoraktivitäten wurde am soliden Sarkom-180 auf CD1-Mäusen durchgeführt. Dieser allogene Tumor hat sich als sensibles Tumormodell für die Testung von Verbindungen, die ihre Antitumoraktivität über eine Stimulierung des Immunsystems entfalten, als besonders geeignet erwiesen [20]. Im in vivo Experiment werden ca. 5 x 10^6 Tumorzellen subkutan in CD1-Mäuse implantiert. In der Folge entwickelt sich an der Implantationsstelle ein lokal begrenzter, solider Tumor. Zur Testung werden die Polysaccharide in 0,9% Natriumchlorid gelöst und in 24 Stunden Intervallen intraperitoneal verabreicht. 30 Tage nach der Tumorimplanta-

Tabelle 2. Antitumoraktivitäten von Polysacchariden aus höheren Pflanzen
am Sarkom-180

Herkunft	Bindungstyp	Dosis[a] (mg/kg)	Hemmung[b] (%)
Beta vulgaris	α-1.5-Arabinan	25	60
Triticum aestivum	β-1.4-Xylan	25	44
Solidago canadensis	β-2.1-Fruktan	25	82
Symphytum officinalis	β-2.1/2.6-Fruktan	25	5
Avena sativa	β-1.3/1.4-Glukan	5	73
Hordeum vulgare	β-1.3/1.4-Glukan	25	6
Cetraria islandica	β-1.3/1.4-Glukan	25	94
Althaea officinalis	α-1.6-Glukan	5	0

a) Behandlung erfolgte täglich von Tag 1–10, ip.
b) Hemmung (%) = (C-T/C) × 100; C = Tumorgewicht der Kontrollgruppe, T = Tumorgewicht der Behandlungsgruppe

tion werden die Tiere getötet und das durchschnittliche Tumorgewicht
bestimmt. In Tabelle 2 ist eine Auswahl der getesteten Polysaccharide aus
höheren Pflanzen aufgeführt. In Abhängigkeit ihrer spezifischen Struktur
zeigen diese Polysaccharide recht unterschiedliche Hemmwirkungen auf das
Wachstum des Sarkom-180. Als relativ aktiv erwies sich ein β-2.1-Fructan
aus *Solidago canadensis,* das in einer Dosierung von 25 mg/kg eine Hemm-
rate von 82% bewirkte. Ein verzweigtes β-2.1/2.6-Fructan aus Symphytum
officinalis war dagegen inaktiv. Die getesteten Xylane und Arabane zeigten
niedrige bzw. keine Antitumoraktivitäten [21, 22].

Bei den untersuchten β-1.3/1.4-Glukanen wurden trotz einiger Gemeinsamkeiten sehr unterschiedliche Ergebnisse erhalten. Strukturell bestehen
die Glukane zu etwa 30% aus β-1.3- und zu 70% aus β-1.4-verknüpften
Glukoseeinheiten mit einem mittleren Molekulargewicht von ca. 500 000 D.
Der wesentliche Unterschied liegt in der molekularen Feinstruktur dieser
Polymere. Barley-Glukan besitzt überwiegend Abschnitte von zehn β-1.4-
gebundenen Glukoseresten, die von einer β-1.3-verknüpften Glukoseeinheit
unterbrochen werden, so daß weitgehend ein linearer, zelluloseähnlicher
Aufbau des Polymers vorliegt. Diese Verbindung war im Tierversuch inaktiv. Im Gegensatz dazu sind bei Glukanen aus Hafer β-1.4-Bindungssequen-
zen auf 3–4 Einheiten beschränkt. Dies hat zur Folge, daß neben den
linearen auch helikale Anteile auftreten. Je größer der schraubenförmige
Anteil, desto höher ist auch die Antitumoraktivität [23].

Lineare α-1.6-Glukane aus Althaea officinalis mit Molekulargewichten
zwischen 4000 bis 20 000 D hatten keinen hemmenden Einfluß auf das
Wachstum des Sarkom-180.

Die hier untersuchten Polysaccharide aus höheren Pflanzen zeigten zum
Teil interessante antitumorale Eigenschaften. Im Vergleich zu den verzweig-
ten β-1.3/1.6-Glukanen Lentinan und Schizophyllan, die in Dosierungen von

1–5 mg/kg am Sarkom-180 Hemmraten von nahezu 100% aufweisen, ist die Wirkung der angeführten Polysaccharide als durchschnittlich zu werten. Aus diesem Grund wurde auf eine weiterführende Testung an zusätzlichen Tumormodellen verzichtet. Zudem war abzusehen, daß derartige Polysaccharide aus höheren Pflanzen für eine klinische Anwendung kaum geeignet sein dürften. Außerdem ist die Darstellung homogener und chemisch definierter Polysaccharide aus pflanzlichen Material oft mit erheblichen Aufwand verbunden.

III. Antitumoraktivitäten von Polysacchariden aus Pilzen

III.1. Schizophyllan und Lentinan

In der asiatischen Volksmedizin hat die Verwendung von Pilzen als Antitumormittel eine lange Tradition. Bei der Suche nach den wirksamen Prinzipien wurden aus einer Reihe von Pilzmycelien antitumorwirksame Polysaccharide isoliert. Die meisten der untersuchten Pilze gehören zur Klasse der *Basidiomyceten*, so z. B. *Lentinus edodes, Schizophyllum commune, Coriolus vesicolor, Pestalotia sp.* 815, *Tylopilus felleus* und *Grifola frondosa* [7, 8, 24–27]. Aus *Cordyceps ophioclossoides* und *Cochliobolus miyabeanus*, die beide zur Klasse der *Ascomyzeten* gehören, wurden ebenfalls antitumorale Polysaccharide isoliert [28, 29]. Unter all diesen Polymeren sind die wasserlöslichen Glukane als die aktivsten Verbindungen anzusehen. Hinsichtlich ihrer Struktur besteht die Hauptkette in der Regel aus β-1.3-verknüpften Glukosemolekülen. In regelmäßigen Abständen ist diese über das C-6 verzweigt. Die einzelnen Glukane unterscheiden sich vorwiegend in der Anzahl der Verzweigungen und seltener in der Länge der Seitenketten. Bei der überwiegenden Zahl dieser Polysaccharide bestehen die Seitenketten aus einem Glukosemolekül. Diese Art der Verzweigung findet sich auch bei den beiden bekanntesten Vertretern der Pilzglukane, dem Lentinan aus *Lentinus edodes* und dem Schizophyllan (SPG) aus *Schizophyllum commune*. In Abbildung 1 ist die Teilstruktur von Schizophyllan wiedergegeben, bei dem jede dritte Glukose in der Hauptkette mit einem Glukosemolekül verzweigt ist [8]. Bei Lentinan dagegen fallen auf fünf Hauptketteneinheiten zwei Verzweigungen [7]. Die mittleren Molekulargewichte belaufen sich auf 450 000 D für SPG und 1 000 000 D für Lentinan. Aufgrund dieser regelmä-

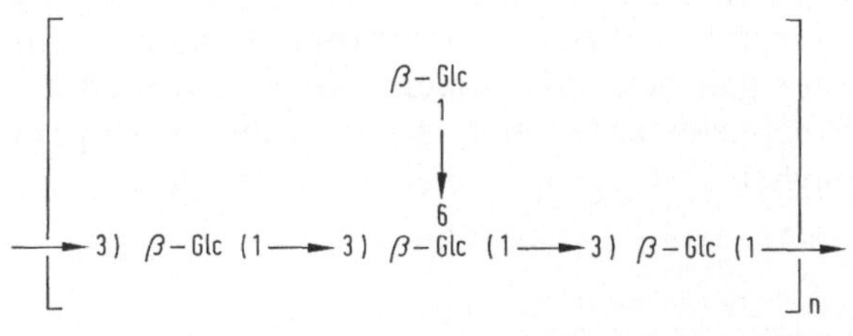

Abb. 1. Struktur von Schizophyllan

ßigen Struktur und des relativ hohen Molekulargewichtes bilden die beiden Polymere in wäßriger Lösung Tripelhelizes [30, 31]. Das Vorliegen derartiger übergeordneter Strukturen scheint für die Antitumorwirkung von entscheidender Bedeutung zu sein [32, 33]. SPG und Lentinan zeigen gegenüber allogenen, syngenen und autochthonen Tumoren ausgeprägte tumorhemmende Eigenschaften [5, 9, 34]. In *Tabelle 3* ist eine Auswahl der vielfältigen Antitumorwirkungen von Lentinan zusammengestellt.

Tabelle 3. Antitumoraktivität von Lentinan [9]

Tumor	Dosis (mg/kg × Tage)	Hemmung[a] (%)	Regression[b]
allogen			
Sarkom-180	1 × 10	100	10/10
Ehrlich-Karzinom	1 × 10	55	0/5
CCM-Adenokarzinom	1 × 10	65	0/10
syngen			
DBA/2-MC.SC- Fibrosarkom	1 × 10	77	2/7
P-815 Mastozytom	5 × 4	89	2/8
MM46 Karzinom	5 × 2	100	9/9
autochthon			
MC-induziertes Fibrosarkom	1 × 10	80	2/5
Hemmung der Metastasierung			
DBA/2-MC.SC-1 Fibrosarkom	1 × 10	94[c]	–
MH-134 Hepatom	1 × 14	100[d]	–
Tumorprävention		Tumorauftreten (%)	
Methylcholanthren-Induktion	1 × 10	83 → 33	
Adenovirus Typ 12-Induktion	10 × 3	79 → 40	

a) Hemmung (%) = (C-T/C) × 100; C = Tumorgewicht der Kontrollgruppe, T = Tumorgewicht der Behandlungsgruppe
b) Anzahl tumorfreier Tiere / Anzahl behandelter Tiere
c) Hemmung (%) der Lungenmetastasen
d) Überlebende Tiere (%) nach Resektion des Primärtumors

Bei der Anwendung von Schizophyllan und Lentinan in Kombination mit herkömmlichen Antitumormitteln konnten synergistische Effekte nachgewiesen werden. In Verbindung mit einer Strahlen- und Chemotherapie wurde einerseits die Tumorhemmung gesteigert und andererseits die durch die aggressive Behandlungsform verursachte Immunsuppression vermindert oder gänzlich aufgehoben. Als außerordentlich vielversprechend sind die Ergebnisse zu werten, die bei einer postoperativen Therapie mit Schizophyllan und Lentinan erzielt wurden [9, 35].

III.2. Glukane aus Phytophthora parasitica

III.2.1. Strukturmerkmale

Phytophthora parasitica var. Dastur, ein phytopatogener Pilz der Nelke, gehört zur Klasse der Oomyceten. Diese Pilze enthalten in ihren Zellwänden neben Zellulose auch nichtcellulosische Glukane, deren physiologische Bedeutung in ihrer Funktion als Elizitoren zur Induktion von Abwehrmechanismen im Wirtsorganismus besteht [36, 37]. Aus den Zellwänden des in Submerskultur gezüchteten Pilzes konnten wasserlösliche β-1.3/1.6-Glukane isoliert werden, die strukturelle Ähnlichkeiten mit den bekannten Glukanen Schizophyllan und Lentinan besitzen [38]. Auch hier besteht die Hauptkette aus β-1.3-verknüpften Glukosemolekülen, wobei im Durchschnitt jede dritte Glukose über das C-6 verzweigt ist. Im Unterschied zu Schizophyllan und Lentinan bestehen die Seitenketten aus Mono-, Di- und Trisaccharideinheiten, wobei in den höhermolekularen Glukanfraktionen Di- und Trisaccharidseitenketten überwiegen (Abbildung 2) [39].

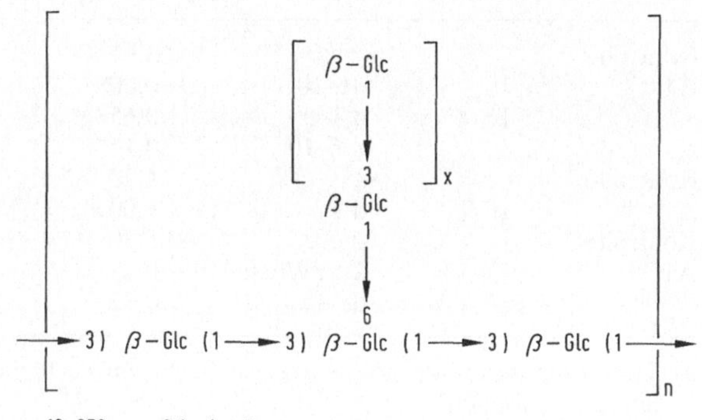

Abb. 2. Struktur der Zellwandglukane aus Phytophthora parasitica

III.2.2. Testung am allogenen Sarkom-180 der CD1-Maus

Aufgrund der strukturellen Ähnlichkeit zu bekannten Antitumorpolysacchariden war bei den Phytophthora-Glukanen ebenfalls eine antitumorale Aktivität zu erwarten. Die Primärtestung der Glukane erfolgte am allogenen Sarkom-180 auf CD1-Mäusen. Das Phytophthora-Glucan A1 zeigte am Sarkom-180 eine dosisabhängige Hemmung des Tumorwachstums, wobei bereits bei einer Dosierung von 1 mg/kg eine optimale Wirkung mit einer Tumorhemmung von 99% erreicht wurde (Tabelle 4).

In einer weiteren Testreihe wurde die Abhängigkeit der Antitumoraktivität vom Behandlungsschema untersucht. Dazu wurde das Glukan A1 in einer Dosierung von 1 mg/kg in fünf unterschiedlichen Therapieintervallen intraperitoneal verabreicht. Zusätzlich sollte die Antitumorwirkung von A1 bei einer einmaligen Gabe von 10 mg/kg 24 Stunden nach der Tumorimplantation ermittelt werden. Die Ergebnisse dieser Untersuchungen sind in Tabelle 5 zusammengestellt. Bei einem Behandlungsintervall von Tag 1–10

Tabelle 4. Antitumorwirkung der Glukanfraktion A1 und Schizophyllan am Sarkom-180

Substanz	Dosis (mg/kg × 10)	Tumorgewicht (g)	Hemmung[a] (%)	Regression[b]
Kontrolle	–	4,52	–	0/10
A1	0,2	0,36	92[c]	8/9
	1	0,002	99[c]	9/10
	5	0,01	98[c]	7/8
SPG	1	0,005	99[c]	7/8

a) Hemmung (%) = (C-T/C) × 100; Tumorgewicht der Kontrollgruppe, T = Tumorgewicht der Behandlungsgruppe
b) Anzahl tumorfreier Tiere / Anzahl behandelter Tiere
c) signifikant p < 0.01

Tabelle 5. Abhängigkeit der Antitumoraktivität vom Behandlungsintervall

Substanz	Dosis (mg/kg)	Behandlungsintervall[a]	Tumorgewicht (g)	Hemmung[b] (%)	Regression[c]
Kontrolle	–	–	3,91	–	0/8
A1	1	d1–10	0,008	99[e]	8/10
	1	d 1–5	0,65	83[e]	5/8
	1	d 6–10	0,14	96[e]	7/9
Kontrolle	–	–	4,20	–	0/6
A1	10	d 1	1,00	76[f]	7/11
Kontrolle	–	–	5,50	–	0/9
A1	1	2 ×/Woche[d]	0,12	98[e]	8/11
	1	d –11 – –1	0,32	95[e]	8/10

a) Tumorimplantation erfolgte am Tag 0; A1 wurde täglich in den angegebenen Intervallen ip. verabreicht
b) Hemmung (%) = (C-T/C) × 100; C = Tumorgewicht der Kontrollgruppe, T = Tumorgewicht der Behandlungsgruppe
c) Anzahl tumorfreier Tiere / Anzahl behandelter Tiere
d) Die Behandlung erfolgte an folgenden Tagen: 1, 4, 8, 11, 15, 18, 22, 25, 29
e) signifikant p < 0.01
f) signifikant p < 0.01

und Tag 6–10, sowie bei einer Behandlung zweimal pro Woche besitzt das Polysaccharid A1 die gleiche Antitumoraktivität mit Hemmraten über 95%. Eine Vorbehandlung mit dem Glukan A1 bewirkte nahezu die gleiche Hemmwirkung wie eine Behandlung nach der Tumortransplantation. Diese Tatsache weist auf eine indirekte, mit hoher Wahrscheinlichkeit durch das Immunsystem vermittelnden Antitumorwirkung hin.

Bei einer einmaligen Applikation von A1 in einer Dosierung von 10 mg/kg am Tag 1 und bei einem Behandlungsintervall von Tag 1–5 war eine Abnahme der Tumorhemmung um ca. 20% im Vergleich zu den anderen Testgruppen zu verzeichnen. Dieser Einfluß des Therapieschemas auf die Antitumorwirkung konnte auch bei ähnlichen antitumorwirksamen β-1.3/1.6-Glukanen festgestellt werden [27, 33].

Die Glukanfraktion A1 stellt ein Gemisch aus Polysacchariden unterschiedlicher Molekulargewichte dar. Mit Hilfe der Gelpermeationschromatographie konnte A1 in die Unterfraktionen A1 I (MG = 200000), A1 II (MG = 20000–100000) und A1 III (MG = 9000) getrennt werden. Der Einfluß der Kettenlänge der Phytophthora-Glukane auf die Antitumoraktivität wurde ebenfalls am Sarkom-180 untersucht. Die Fraktionen A1 I–III wurden in einer Dosierung von 0.2 mg/kg von Tag 1–10 intraperitoneal verabreicht. Aus Abbildung 3 geht hervor, daß nur die hochmolekulare Fraktion A1 I bei dieser niedrigen Dosierung eine hochpotente Wirkung besitzt. Die beiden niedermolekularen Fraktionen konnten das Tumorwachstum lediglich bis zu 60% hemmen. Allerdings kann hier nicht eindeutig unterschieden werden, ob die hohe Antitumoraktivität von A1 I ausschließlich auf die größere Kettenlänge oder die Anteile an längeren Seitenketten zurückzuführen ist oder möglicherweise auf einer Summation beider Effekte beruht [22, 40].

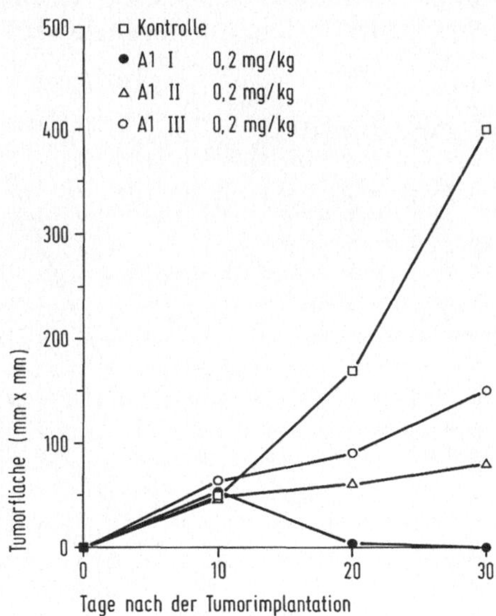

Abb. 3. Wachstumsverlauf des Sarkom-180 nach Behandlung mit Phytophthora-Glukanen unterschiedlichen Molekulargewichts

Zur Überprüfung einer direkten zytotoxischen Wirkung wurden die Phytophthora-Glukane an Sarkom-180 Tumorzellen im „colony-forming-assay" nach Hamburger and Salmon, modifiziert nach Krischke et al. [41, 42], in vitro getestet. Die Glukane wurden in Agarmedium in einer Konzentration von 1, 5, und 25 µg/ml gelöst und waren während der gesamten Versuchsdauer von ca. 14 Tagen mit den Sarkom-180 Tumorzellen in direktem Kontakt. In allen drei Konzentrationen konnte keinerlei Hemmung des Tumorzellwachstums festgestellt werden; die Glukane besitzen also keine direkt zytotoxische Wirkung, sondern entfalten ihre Wirkung ausschließlich auf indirektem Wege.

III.2.3. Testung am syngenen DBA/2-MC.SC-1 Fibrosarkom der DBA/2-Maus

Bei syngenen Tumorzellen wird der Tumor zur Testung auf den gleichen Tierstamm transplantiert, in dem dieser vorher induziert wurde oder spontan entstanden ist. Dadurch sind die Abstoßungsreaktionen gegenüber dem Transplantat wesentlich geringer als dies bei allogenen Tumormodellen wie dem Sarkom-180 der Fall ist [43].

Das hier verwendete DBA/2-MC.SC-1 Fibrosarkom wurde mit 3-Methylcholanthren in DBA/2-Mäusen induziert und durch Transplantation solider Tumorstücke auf DBA/2-Mäuse etabliert. Zur Testung wurde das Phytophthora-Glukan A1 in einer Dosierung von 1 mg/kg dreimal pro Woche während der gesamten Versuchdauer intraperitoneal verabreicht. Zu Vergleichszwecken wurde Schizophyllan in der gleichen Dosierung eingesetzt. In Abbildung 4 ist der Wachstumsverlauf der Tumore dargestellt. Es zeigt sich, daß das Glukan A1 auch an syngenen Tumormodellen eine ausgeprägte Hemmwirkung besitzt. An diesem härteren Tumormodell scheint A1 dem Schizophyllan überlegen zu sein.

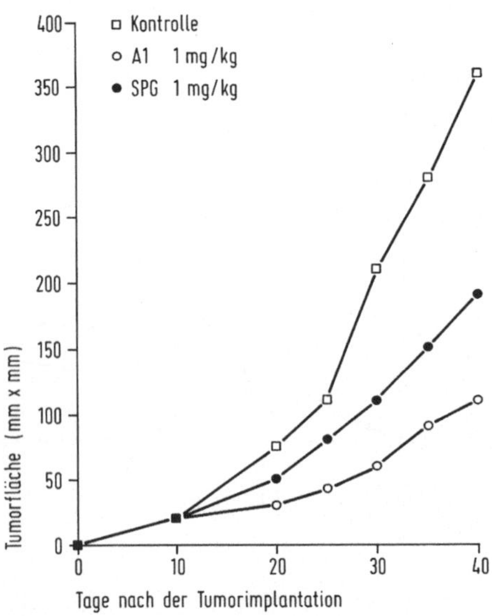

Abb. 4. Wachstumsverlauf des DBA/2-MC.SC-1 Fibrosarkoms nach Behandlung mit A1 und Schizophyllan (SPG)

III.2.4.   Untersuchungen zur Beeinflussung des Immunsystems

III.2.4.1. In vivo Modelle

Aufgrund der strukturellen Ähnlichkeit zu den Immunmodulatoren Schizophyllan und Lentinan, der fehlenden direkt zytotoxischen Aktivität und der Wirksamkeit nach Vorbehandlung war anzunehmen, daß die Antitumoraktivität der Phytophthora-Glukane durch das Immunsystem vermittelt wird.

Mit Hilfe zweier in vivo Untersuchungen sollte festgestellt werden, welche Kompartimente des Immunsystems an der Antitumorwirkung der Phytophthora-Glukane beteiligt sind.

Im Mittelpunkt einer ersten Untersuchung stand die Beteiligung von Makrophagen. Der Nachweis sollte auf indirektem Wege durch Ausschalten der Makrophagenaktivität erfolgen. Dazu wurden die Versuchstiere mit Trypanblau, einem Makrophagenhemmstoff, zusammen mit der Glukanfraktion A1 zweimal pro Woche behandelt [10]. Als Folge der Trypanblau-Behandlung nahm die Tumorhemmung von 98 auf 84% ab. Auffallend hoch dagegen ist der Rückgang der totalen Tumorregressionen. Aus diesen Ergebnissen läßt sich schließen, daß Makrophagen nur zu einem geringen Anteil an der Antitumorwirkung der Phytophthora-Glukane beteiligt sind; allerdings scheinen sie bei Totalregressionen eine gewisse Rolle zu spielen (Tabelle 6).

Tabelle 6. Effekt einer Trypanblau-Behandlung auf die Antitumorwirkung von A1

Substanz	Dosis	Tumorgewicht	Hemmung[a]	Regression[b]
	(mg/kg)	(g)	(%)	
Kontrolle	–	5,50	–	0/9
A1	1[c]	0,12	98[e]	8/11
A1 + Trypanblau	1[d]	0,90	84[e]	3/10

a) Hemmung (%) = (C-T/C) × 100; C = Tumorgewicht der Kontrollgruppe, T = Tumorgewicht der Behandlungsgruppe
b) Anzahl tumorfreier Tiere / Anzahl behandelter Tiere
c) 1 mg/kg, zweimal pro Woche, ip.
d) A1 in 1 mg/kg ip. zusammen mit Trypanblau in 1 mg/Maus sc., zweimal pro Woche; am Tag 1 wurde Trypanblau in 4 mg/Maus ip. verabreicht
e) signifikant $p < 0.01$

Für die ausgeprägte Antitumorwirkung der Glukane müssen also andere Kompartimente des Immunsystems verantwortlich sein. Für einige dieser β-1.3/1.6-Glukane wurde die Aktivierung von zytotoxischen T-Lymphozyten beschrieben [6, 10]. Um eine Beteiligung von zytotoxischen T-Lymphozyten an der Wirkung von A1 nachzuweisen, wurde das T-Zellsystem durch Ciclosporin A supprimiert [44]. Für den Versuch wurde Ciclosporin A in einer Dosierung von 50 mg/kg täglich subkutan appliziert. Die Glukanfraktion A1 wurde von Tag 1–10 in einer Dosierung von 1 mg/kg intraperitoneal verabreicht. Als Folge der Interaktion von Ciclosporin A mit den T-Zellen konnten die Phytophthora-Glukane keine Antitumorwirkung mehr entfalten. Dies ist ein eindeutiger Hinweis darauf, daß die Antitumorwirkung dieser Glukane hauptsächlich auf einer Stimulierung zytotoxischer T-Lymphozyten beruht (Tabelle 7).

Tabelle 7. Effekt einer Ciclosporin A-Behandlung auf die Antitumorwirkung von A1

Substanz	Dosis (mg/kg)	Tumorgewicht (g)	Hemmung[a] (%)	Regression[b]
Kontrolle	–	1,80	–	0/5
A1	1[c]	0,11	94[e]	0/5
A1 + Ciclosporin A	1[d]	1,95	−15	0/5

a) Hemmung (%) = (C-T/C) ×100; C = Tumorgewicht der Kontrollgruppe, T = Tumorgewicht der Behandlungsgruppe
b) Anzahl tumorfreier Tiere / Anzahl behandelter Tiere
c) 1 mg/kg, täglich von Tag 1–10, ip.
d) A1 in 1 mg/kg täglich von Tag 1–10, ip.; Ciclosporin A in 50 mg/kg täglich während der Gesamtversuchsdauer von 20 Tagen, sc.
e) signifikant p < 0.01

III.2.4.2 in vitro Modelle

Um den Einfluß der Phytophthora-Glukane auf das Immunsystem näher charakterisieren zu können, wurden die Glukane an isolierten Zellen des Immunsystems untersucht. Folgende drei Testsysteme wurden verwendet:

– Mitogenitätstest mit „LPS-low-responder" Lymphozyten
– „mixed-lymphocyte-reaction" Test (MLR)
– Induktion zytotoxischer Makrophagen gegen P-815 Tumorzellen.

Für den Mitogenitätstest mit „LPS-low-responder" Lymphozyten wurden Milzlymphozyten von weiblichen C3H/HEJ-Mäusen verwendet. Die Glukanfraktionen A1 und A1 I wurden in Konzentrationen von 100, 20, 4 und 0.8 µg/ml eingesetzt. Die Proliferation der Lymphozyten wurde anhand des ^{3}H-Thymidineinbaus gemessen. Beide Glukanfraktionen konnten in einer Konzentration von 100 und 20 µg/ml die Proliferation der Lymphozyten um das 2,5-fache steigern. Im Vergleich zu Concanavalin A ist diese Stimulierung gering, aber für ein nichttoxisches Polysaccharid durchaus beträchtlich.

Bei dem „mixed-lyphocyte-reaction" Test wurden Lymphozyten von zwei histoinkompatiblen Mäusestämmen verwendet, wobei die Lymphozyten des einen Stammes als Stimulatorzellen fungieren und die Lyhmphozyten des anderen Stammes als Responderzellen. Die Stimulatorzellen wurden mit 2000 rad letal bestrahlt, so daß nur die Proliferation der Responderzellen anhand des ^{3}H-Thymidin-Einbaus bestimmt wird. In diesem Testsystem zeigte nur die hochmolekulare Glukanfraktion A1 I in einer Konzentration von 100 µg/ml eine gute Aktivität; die Fraktion A1 dagegen war schwach aktiv.

In einem weiteren in vitro Test wurde die Induktion zytotoxischer Makrophagen gegen P-815 Tumorzellen untersucht. Dazu wurden mit Proteosepepton elizitierte Peritonealmakrophagen von BDF1-Mäusen verwendet. Die Induktion zytotoxischer Makrophagen erfolgte durch Zugabe der

Tabelle 8. Induktion zytotoxischer Makrophagen gegen P-815 Tumorzellen

Substanz	Konz. (µg/ml)	Hemmung des Tumorzwellwachstums (%)					
		γ-Interferon (units/ml)					
		0	0,25	0,5	1	2	5
A1	1	–3,4	24,0	15,9	27,8	9,8	14,7
	10	40,2	54,6	52,9	60,5	56,2	99,9
A1 I	1	0,1	9,1	2,0	–1,6	–0,5	–1,0
	10	47,5	63,3	64,3	84,1	86,4	99,9
LPS	0,001	4,4	21,1	10,8	75,6	98,8	99,9
	0,01	76,7	55,8	68,0	nicht bestimmt		

Phytophthora-Glukane und γ-Interferon in unterschiedlichen Konzentrationen. Schließlich wurden die P-815 Tumorzellen zugegeben. Die Vermehrung der Tumorzellen wurde anhand des ^{3}H-Thymidin-Einbaus gemessen. Beide Glukanfraktionen konnten das Wachstum der P-815 Zellen erst ab einer Konzentration von 10 µg/ml hemmen, wobei mit steigender γ-Interferon-Konzentration auch die Hemmraten zunahmen. Die durch die Glukane bewirkte Induktion zytozoxischer Makrophagen ist etwa der von Lipopolysaccharid bei einer Konzentration von 10 ng/ml vergleichbar (Tabelle 8).
Aus diesen in vitro Untersuchungen geht hervor, daß die Phytophthora-Glukane in der Lage sind, die Proliferation von Mauslymphozyten zu steigern, d. h. sie besitzen mitogene Eigenschaften. Darüber hinaus können durch diese Glukane in Abhängigkeit der Konzentration von γ-Interferon zytotoxische Makrophagen gegen P-815 Tumorzellen induziert werden.

IV. Zusammenfassung und Ausblick

Die bisher als Immunstimulantien erkannten, chemisch definierten Polysaccharide sind sicher eine interessante Gruppe von Naturstoffen für eine zukünftige Behandlung von Tumorerkrankungen. Darüber hinaus ist eine Anwendung bei Infektionen mit bakteriellen und viralen Erregern denkbar.
   Der klinische Einsatz von Polysacchariden als Immunstimulantien für die Tumortherapie hängt davon ab, inwieweit weiterführende Untersuchungen mit dieser Substanzklasse die bisher erhaltenen Ergebnisse positiv ergänzen können. Dabei ist es von entscheidender Bedeutung, daß bei der therapeutischen Bewertung von Immunstimulantien diese nicht als Substitute, sondern als Komplemente zu herkömmlichen Behandlungsmethoden eingestuft werden.
   Es ist sicher an der Zeit, daß nach den guten Erfolgen in Japan auch in der Bundesrepublik Deutschland von klinischer Seite diese Stoffklasse als relevant für die Tumortherapie angesehen wird, damit in den kommenden Jahren zusätzliche Therapiekonzepte zur Behandlung von Tumorerkrankungen entwickelt werden können.

Literatur

1. Schmähl D (1987) Arzneim.-Forsch./Drug Res. 37 (I), Nr. 2a, 288
2. Roitt JM, Brostoff J, Mole DK (1986) Kurzes Lehrbuch der Immunologie, Georg Thieme Verlag, Stuttgart New York 197
3. Drews J (1986) Immunpharmakologie, Springer-Verlag, Berlin Heidelberg New York Tokio 128
4. Mitchell MS (1985) Immunity to Cancer, Academic Press, Inc., New York Basel 401
5. Furue H (1987) Drugs of Today 32, Nr. 6, 335
6. Hamuro J, Chihara G (1984) Immune Modulaton Agents and Their Mechanisms, Marcel Dekker, Inc., New York Basel 409
7. Sasaki T, Takasuka N (1976) Carbohydr Res 47, 99
8. Kikumoto S, Miyajima T, Yoshizumi T (1970) Nogei Kagaku Kaishi 44 (8). 337
9. Chihara G, Hamuro J, Maeda YY, Shiio T, Suga T, Tabasuka N, Sasaki T (1987) Cancer Detection and Prevention Supplement I, 423
10. Matsuo T, Arika T, Mitani M, Komatsu N (1982) Arzneim.-Forsch./Drug Res. 32 (I), Nr. 6, 647
11. Taguchi T, Furue H, Kimura T, Kondo T, Hattori T, Ito I (1985) Rationale of Biological Response Modifiers in Cancer Therapy, Excerpta Medica, Amsterdam, 151
12. Kosaka A, Hattori Y, Imaizumi A, Yamashita A, ibid, 138
13. Fujimoto S, Kimura T, Furue H (1984) Jap. J. Surg. 14 (4), 286
14. Furue H, Fujimoto S, Goto Y, Kaido I, Kimura T, Kondo T, Miyazaki T (1983) Proceedings of 13th International Congress of Chemotherapy, Part 264, 38
15. Belkin M, Hardy WG, Perrault A, Sato H (1959) Cancer Res. 19, 1050
16. Whistler RL, Bushway A, Singh PO (1976) Adv. Carbohydr. Chem. Biochem. 32, 235
17. Fujiwara T, Takeda T, Ogihara Y, Shimizu M, Nomura T, Tomita Y (1982) Chem. Pharm. Bull. 30 (11), 4025
18. Kurokawa Y, Takeda T, Oyihara Y, Shimizu M, Takai M (1988) Chem. Pharm. Bull. 36 (7), 2654
19. Takeo S, Kado H, Yamamoto H, Kamimura M, Watanabe N, Uchida K, Mori Y (1988) Chem. Pharm. Bull. 36 (9)
20. Tamowski GS, Mountain JM, Stock CC (1973) Cancer Res. 33, 1885
21. Kraus J, Franz G (1986) Dtsch. Apotheker Ztg. 126, 2045 (1986)
22. Kraus J (1987) Dissertation, Universität Regensburg
23. Hensel A (1988) Dissertation, Universität Regensburg
24. Inoue Y, Chujo R (1977) Carbohydr. Res. 56, 351
25. Misaki A, Kawaguchi K, Miyaji H, Nague H, Hokkoku S, Kakuta M, Sasaki T (1984) Carbohydr Res 129, 209
26. Defaye J, Kohlmünzer S, Sodzawiczny K, Wong E (1988) Carobohydr. Res. 173, 316
27. Suzuki I, Itani T, Ohno N, Oikawa S, Sato K, Miyazaki T, Yadomae T (1984) J. Pharm. Dyn. 7, 492
28. Kawaguchi N, Ohmori T, Takeshita Y, Taneya S, Miyazaki T (1984) Carboyhdr. Res. 125, 107
29. H. Nanba, H. Kuroda (1987) Chem. Pharm. Bull. 35 (3), 1285
30. Y. Takabashi, T. Kobatake, H. Suziki (1984) Rep. Prog. Polym. Phys. Jap. 27, 767
31. Bluhm TC, Sarco A (1977) Can. J. Chem. 55, 293
32. Kojima T, Tabata K, Itoh W, Yanaki T (1986) Agric. Biol. Chem. 50 (1), 231
33. Sasaki T, Takasuka N, Chihara G, Maeda YY (1976) Gann 67, 191
34. Chihara G, Adv Exp Med Biol 166, 189
35. Yamamoto T, Yamashita T, Tsubura E (1981) Invasion Metastasis 1, 71
36. Fabre I, Bruneteau M, Ricci P, Michel G (1986) Agromonie 6, 35
37. Fabre I, Bruneteau M, Ricci P, Michel G (1984) Eur J Biochem 142, 99
38. Blaschek W, Schütz M, Kraus J, Franz G (1987) Food Hydrocolloids 1, Nr. 5/6, 371

39. Bruneteau M, Fabre I, Perret J, Michel G, Ricci P, Joseleau JP, Kraus J, Schneider MR, Blaschek W, Franz G (1988) Carbohydr Res 175, 137
40. Franz G, Kraus J (1987) Z Phytother 8, 114
41. Hamburger A, Salmon SE (1977) J Clin Invest 60, 846
42. Krischke W, Hartmann R, Schneider MR, Schönenberger H (1988) J Cancer Res Clin Oncol 114 (2), 170
43. Drews J (1986) Immunpharmakologie, Springer Verlag, Berlin Heidelberg New York Tokio 11
44. Borel JF (1986) Progress in Allergy, 'Ciclosporin', Karger, Basel 38, 200

Zur Biochemie der Wirkungsentfaltung homöopathischer Verdünnungen

G. Harisch und M. Kretschmer

Nach den unumstrittenen Prinzipien des Wissenschaftsverständnisses muß es für jede Wirkung eine erforschbare Ursache geben. Die konsequente Anwendung dieses Grundsatzes hat zu zahlreichen Fortschritten auf naturwissenschaftlichem und medizinischem Gebiet geführt. Überraschenderweise wurde dieses Prinzip jedoch nicht flächendeckend auf alle Teilbereiche der naturwissenschaftlich orientierten Hilfsfächer der Medizin gleichermaßen angewandt. Einer dieser Bereiche ist die Erforschung der von Homöopathika ausgeübten Effekte, d. h. der Wirkungen, die mit den Methoden der Biochemie analysiert werden können. Die Erforschung der medikamentösen Eigenart der Homöopathika sollte innerhalb eines anderen Fachgebietes, etwa der Physik, erfolgen, wobei eine Trennung beider Bereiche zunächst sinnvoll erscheint.

Der folgende Beitrag berichtet über Ergebnisse, die an biochemischen Parametern nach Applikation von Präparaten erhalten wurden, deren Herstellung den Richtlinien des Homöopathischen Arzneibuches folgt.

1. Versuche mit Peritoneal-Mastzellen (orale Applikation)

Das in den Mastzellen enthaltene biogene Amin Histamin wird in einem komplexen Prozeß, dem sogenannten Release-Vorgang, freigesetzt.

In den folgenden Versuchsreihen war die Zeitabhängigkeit des Release bei konstanter Temperatur – hier 37°C – die biochemische Meßgröße. Zu jedem Zeitpunkt ergibt bei gleicher Mastzellzahl die Summe aus freigesetztem und nicht freigesetztem Histamin die Menge des Gesamthistamins (Abb. 1). Freigesetztes Histamin wird in Prozent vom Gesamthistamin angegeben.

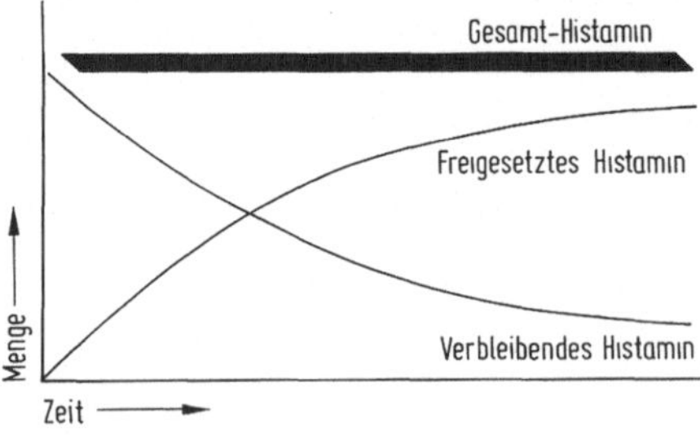

Abb. 1. Histamin-Freisetzungs-Charakteristik aus Peritoneal-Mastzellen [10]

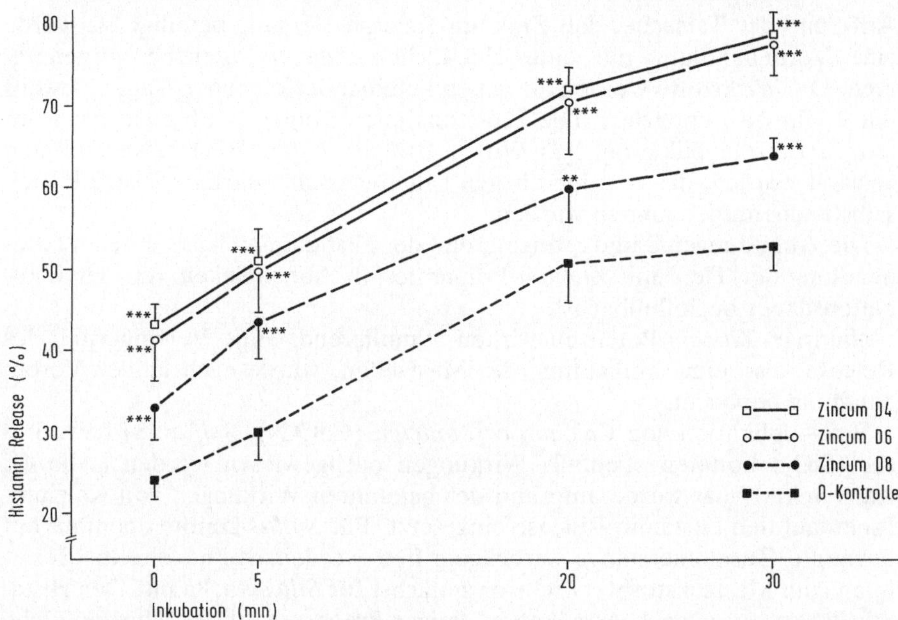

Abb. 2. Zeitliche Abhängigkeit des Histamin Release [5, 14, 18, 20–22]; fluorometrische Histaminbestimmung [1, 19] aus Peritoneal-Mastzellen [8] männlicher Wistar-Ratten (Kgw 250 ± 10 g; n = 6) nach siebenmaliger oraler Applikation von *Zincum* D4, D6 bzw. D8 [9]. Statistik (t-Test nach Student): zeitgleiche Werte versus Nullkontrolle; * = p < 0,05, ** = p < 0,01, *** = p < 0,001.

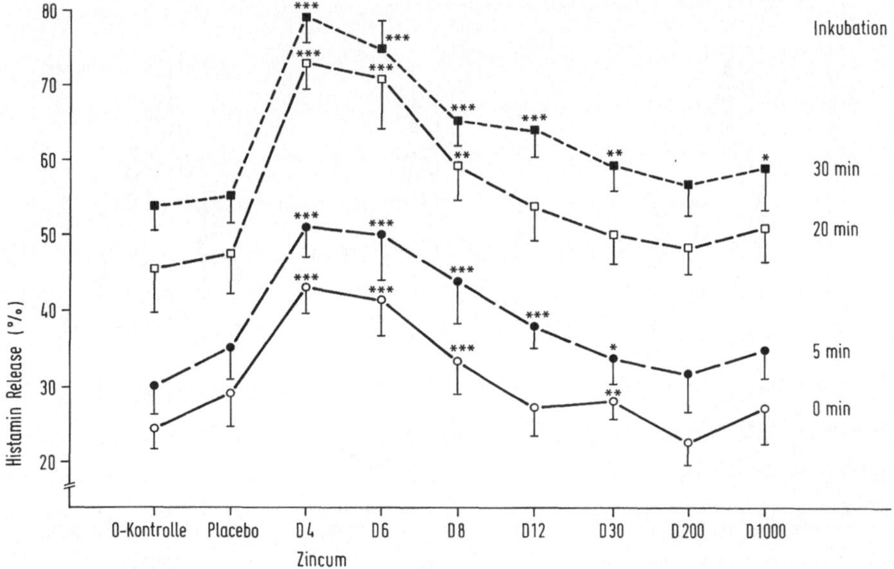

Abb. 3. Histamin Release aus Peritoneal-Mastzellen nach Applikation von *Zincum* [9, 10]. Weitere Einzelheiten siehe Legende zu Abb. 2.

Aufgrund der Tatsache, daß Zink am Release-Vorgang beteiligt ist, wurde eine Vorbehandlung mit unterschiedlichen *Zincum*-Potenzen vorgenommen. Die Wirkstoffe wurden an sieben aufeinanderfolgenden Tagen, jeweils um 9 Uhr oral appliziert. Die Probennahme erfolgte 24 Stunden nach der letzten Einzelapplikation. Als Wirkstoffträger waren Milchzuckertabletten gewählt worden, die von den einzeln gehaltenen männlichen Wistar-Ratten selbständig aufgenommen wurden.

Die Abbildungen 2 und 3 zeigen, daß der Histamin-Release durch Vorbehandlung der Tiere mit *Zincum*-Präparaten in Abhängigkeit von der Inkubationsdauer beeinflußbar ist.

Niedrige *Zincum*-Potenzen wirken stimulierend. Eine Verringerung des Release, also eine Abdichtung der Mastzellen, wurde nach keiner Vorbehandlung beobachtet.

Bei Applikation von *Calcium carbonicum* (CaCO$_3$), *Sulfur* (S) bzw. *Silicea* (SiO$_2$) konnten ebenfalls Wirkungen nachgewiesen werden (Abb. 4). Kalziumkarbonat wurde aufgrund der bekannten Wirkungen von Kalzium-Ionen auf den Histamin-Release eingesetzt. Für *Sulfur* konnte ebenfalls auf bekannte Zusammenhänge zurückgegriffen werden. Keine direkte Beziehung zum Mastzellstoffwechsel war zunächst für *Silicea* bekannt. Der Histamin-Release war nach Applikation einiger Präparate erhöht. Nur bei Gabe von *Sulfur* D30 wurde eine Verringerung des Release gemessen.

Die siebenmalige orale Applikation von Phosphorus-Präparaten führte ebenfalls zu einer Beeinflussung der Histamin-Freisetzung (Abb. 5). Die Effekte wurden hier im Gegensatz zu den bisher erwähnten Präparaten

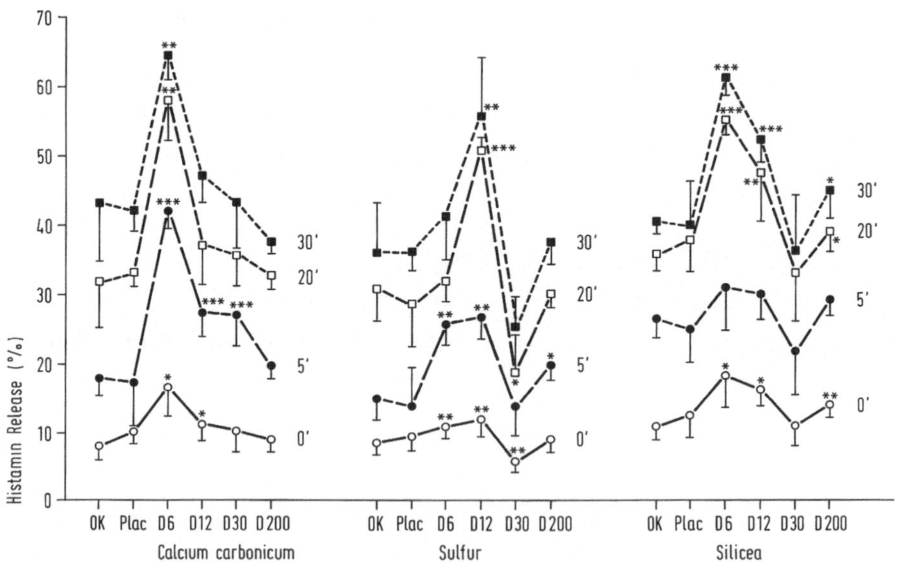

Abb. 4. Histamin Release aus Peritoneal-Mastzellen nach Applikation von *Calcium carbonicum, Sulfur* bzw. *Silicea* [7]. Weitere Einzelheiten siehe Legende zu Abb. 2.

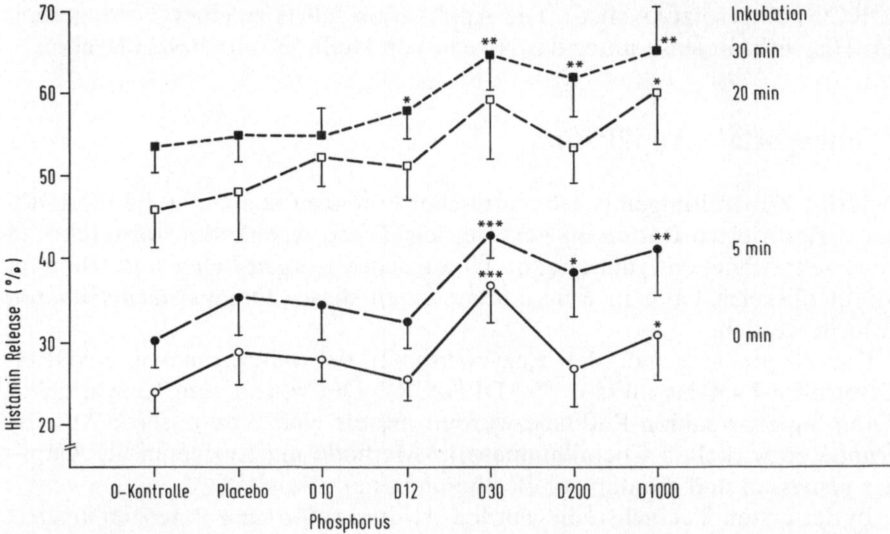

Abb. 5. Histamin Release nach Applikation von *Phosphorus* [9]. Weitere Einzelheiten siehe Legende zu Abb. 2.

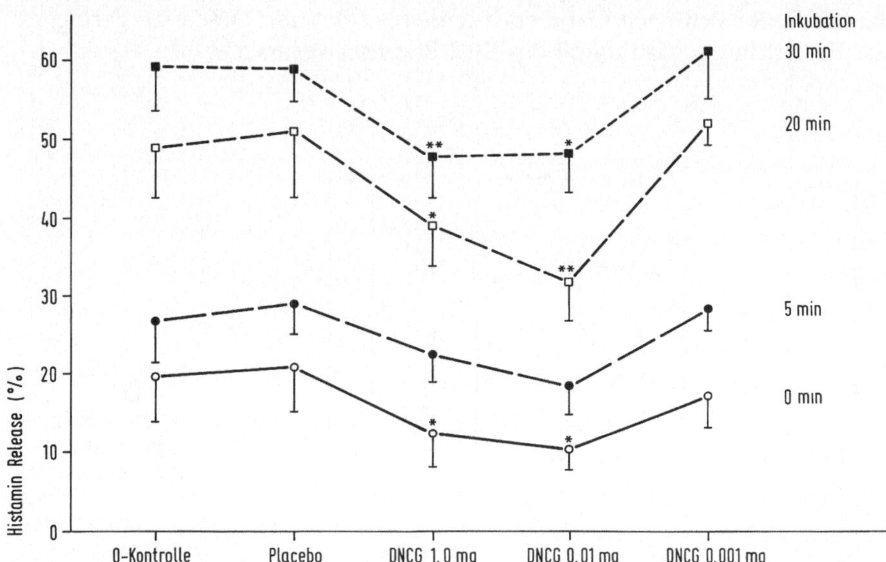

Abb. 6. Histamin Release nach Applikation von Dinatriumcromoglicinsäure (DNGG) aufgebracht auf Milchzuckertabeletten [11]. Weitere Einzelheiten siehe Legende zu Abb. 2.

jedoch von höheren Potenzen verursacht. Niedrige Potenzen als D10 waren nicht verfügbar.

Im Anschluß an die oben vorgestellten Versuchsreihen wurde zum Vergleich die antiallergisch wirksame Substanz Dinatriumcromoglicinsäure

(DNCG) eingesetzt (Abb. 6). Die Applikation führte zu einer Verringerung des Histamin-Release unter das Niveau von Nullkontrolle bzw. Placebo.

2. Intraportale Applikation

Wäßrige Zubereitungen homöopathischer Potenzen können in die Pfortader der narkotisierten Ratten injiziert werden. Diese Applikationsform führt zu einer sehr schnellen Anflutung im Untersuchungsorgan Leber und schon im Minutenbereich kann in Funktionssystemen dieses Organs nach Effekten gesucht werden.

Ein Augenmerk galt der Enzymaktivität der mikrosomalen NADPH-Cytochrom-P450-Reduktase (NADPH-CR). Die von diesem Enzym gebildeten Superoxidanion-Radikale wurden mittels einer von unserer Arbeitsgruppe entwickelten Chemilumineszenz-Methode mit Luzigenin als Amplifier gemessen und dienten zur Bestimmung der Aktivität.

In der ersten Versuchsreihe wurden *Acidum sulfuricum*-Potenzen injiziert (Abb. 7).

Schon zehn Minuten nach einmaliger Injektion von 0,2 ml der homöopathischen Präparationen zeigten sich Wirkungen. Eine Aktivierung des Enzyms findet sich nach Gabe von *Acidum sulfuricum* D60; eine geringgradige Erniedrigung wird durch das D12-Präparat verursacht.

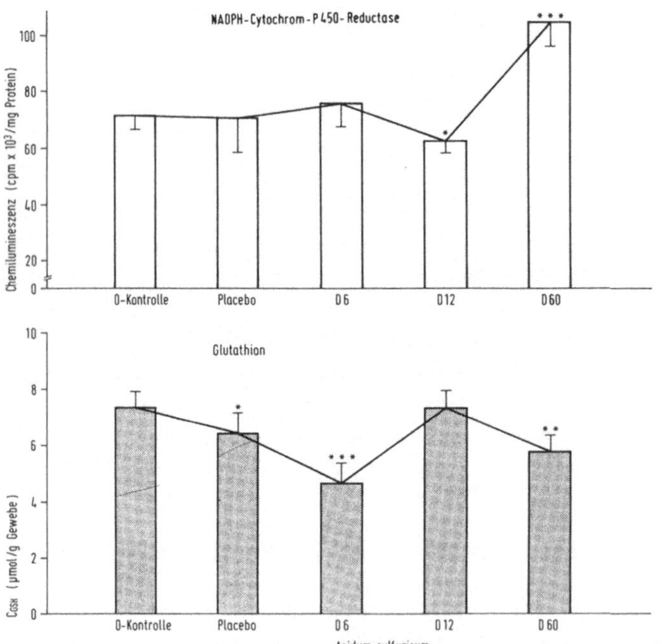

Abb. 7. Aktivität der mikrosomalen NADPH-CR [2,4], Bestimmung nach Chemilumineszenz-Methode [12] und Konzentration des hepatären GSH [6, 15] männlicher Wistar-Ratten (Kgw 250 ± 10 g, n = 6) 10 min nach einmaliger intraportaler Applikation von *Acidum sulfuricum* [13]. Statistik siehe Legende zu Abb. 2.

Die Konzentration des hepatären Glutathion, eines weiteren Parameters, ist verglichen mit den Aktivitätsänderungen der NADPH-CR etwa gegenläufig. Dieses Ergebnis erklärt sich aufgrund der Tatsache, daß ein vermehrtes Auftreten von Superoxidanion-Radikalen entweder direkt oder indirekt über die Reaktion der Glutathionperoxidase zu erhöhter Oxidation von GSH und damit zu einer Konzentrationserniedrigung des Tripeptids GSH führt.

In einer weiteren Versuchsreihe wurde *Acidum phosphoricum* intraportal injiziert (Abb. 8). Zehn Minuten nach Applikation wurde beim D6-Präparat eine Aktivierung der NADPH-CR gemessen.

Eine Beziehung zwischen NADPH-CR-Aktivität und GSH-Konzentration, wie nach Gabe von *Acidum sulfuricum,* ist hier nicht erkennbar.

3. Intraperitoneale Applikation

Bei dieser Applikationsform trifft die verabreichte Substanz auf eine sehr große Resorptionsfläche. Eine unerwünschte Depotbildung, welche die Anflutung ungleichmäßig gestaltet, ist ausgeschlossen. Es muß allerdings darauf geachtet werden, daß keine lokale Irritation auftritt.

Intention der folgenden Versuchsreihe war es, den Einfluß von Zink-Präparaten auf die Aktivität zinkabhängiger Enzyme zu untersuchen.

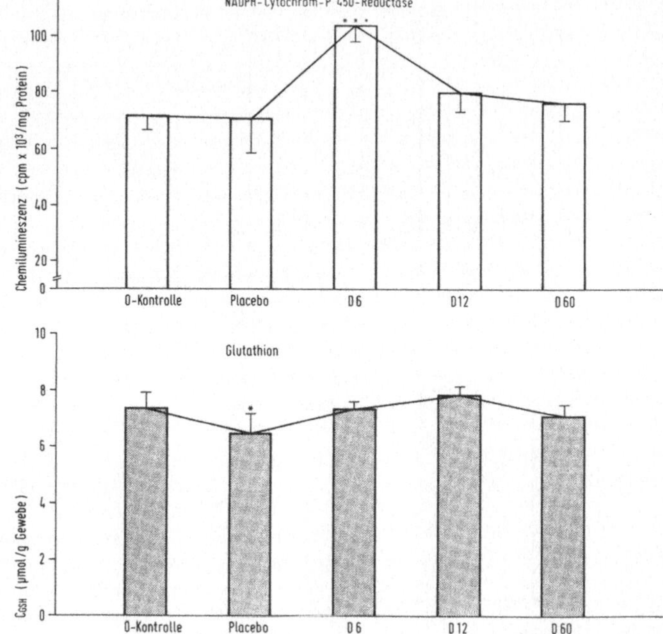

Abb. 8. Aktivität der mikrosomalen NADPH-CR, Bestimmung nach Chemilumineszenz-Methode und Konzentration des hepatären GSH nach Applikation von Acidum phosphoricum. Weitere Einzelheiten siehe Legende zu Abb. 7.

Zusätzlich sollten tageszeitliche Wirkungsunterschiede bestimmt werden, was zu zwei Versuchsteilen mit unterschiedlichen Zeitpunkten der Applikation und Probennahme führte. Die Anzahl der Applikationen – jeweils sieben Einzeldosen im Abstand von je 24 Stunden – war für alle Potenzstufen einheitlich. Die Probennahme erfolgte 24 Stunden nach der letzten Einzelapplikation. Zunächst wurde *Zincum aceticum* in wäßriger Potenzierung verabreicht. Für die zytosolische Alkohol-Dehydrogenase gibt es nur geringe zirkadiane Aktivitätsunterschiede (Abb. 9). Durch eine um 9 Uhr erfolgte Vorbehandlung mit *Zincum aceticum* D12 bzw. D30 wird die Aktivität erhöht, in gleichem Maße wie nach Verabreichung des Placebos. Für die Vorbehandlungen um 18 Uhr ergibt sich ähnliches für Placebo und D6, bei D200 findet man eine geringgradige Erniedrigung.

Die mitochondriale Superoxid-Dismutase zeigt ausgeprägte zirkadiane Aktivitätsunterschiede mit hohen Werten um 18 Uhr und niedrigen um 9 Uhr (Abb. 10). Eine zu diesen Zeitpunkten erfolgte Vorbehandlung und Probennahme ergibt einen hochsignifikanten Aktivitätsanstieg für *Zincum aceticum* D30. Innerhalb der 18 Uhr-Reihe fällt auch eine starke Depression nach Vorbehandlung mit D6 auf.

Bei der Aktivitätsbestimmung der mitochondrialen Glutamat-Dehydrogenase zeigten sich ebenfalls zirkadiane Unterschiede (Abb. 11), und zwar im gleichen Sinne wie bei der mitochondrialen Superoxid-Dismutase.

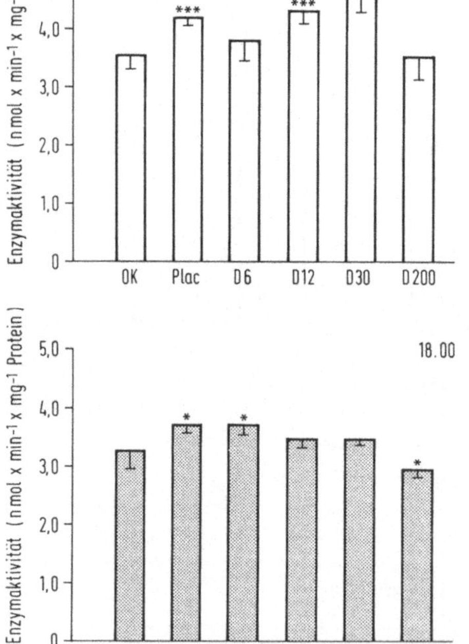

Abb. 9. Aktivität der zytosolischen Alkohol-Dehydrogenase [3] nach siebenmaliger intraperitonealer Applikation von *Zincum aceticum* um 9 bzw. 18 Uhr; männliche Wistar-Ratten (Kwg 250 ± 10 g, n = 6). Statistik siehe Legende zu Abb. 2.

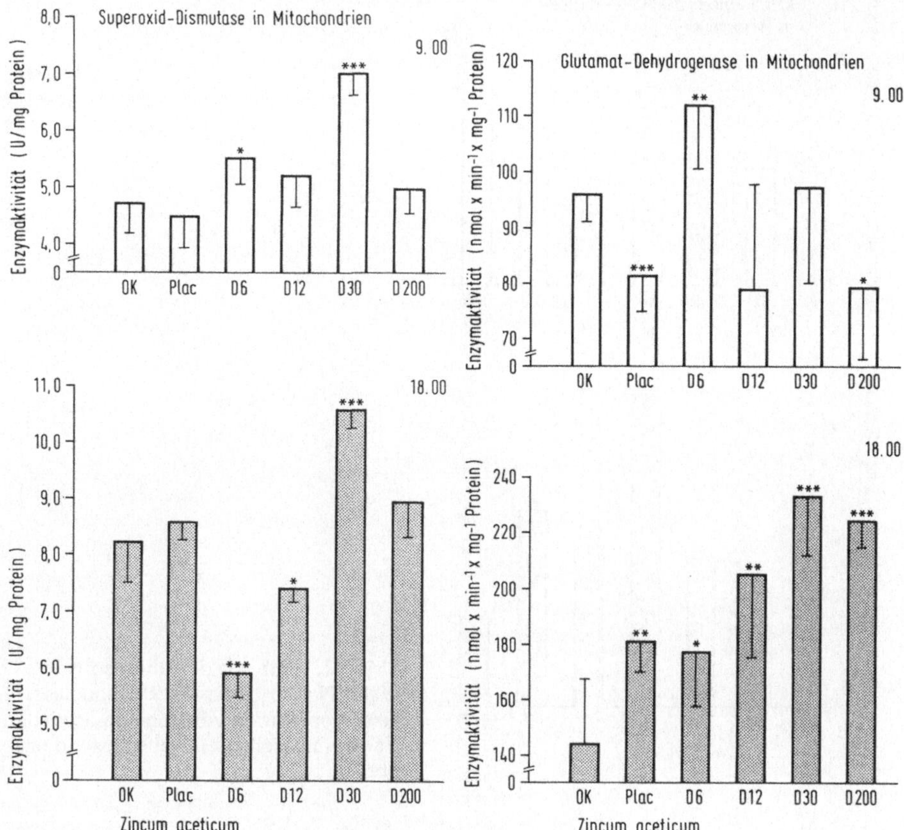

Abb. 10. Aktivität der mitochondrialen Superoxid-Dismutase [16] nach Applikation von *Zincum aceticum*. Weitere Einzelheiten siehe Legende zu Abb. 9.
Abb. 11. Aktivität der mitochondrialen Glutamat-Dehydrogenase [17] nach Applikation von *Zincum aceticum*. Weitere Einzelheiten siehe Legende zu Abb. 9.

In der 9 Uhr-Reihe ist ein deutlicher Effekt nach Gabe von D6 zu beobachten. In der 18 Uhr-Reihe fällt die Aktivierung nach Gabe von Zincum aceticum D30 bzw. D200 besonders auf. Hier ist auf einen Placebo-Effekt hinzuweisen, der tageszeitlich unterschiedlich ausfällt. Er führt um 9 Uhr zu einem niedrigeren, um 18 Uhr dagegen zu einem höheren Wert als bei der Nullkontrolle.

Neben den zinkabhängigen Enzymen wurde auch die Aktivität der mikrosomalen NADPH-CR mittels Chemilumineszenz-Methode bestimmt (Abb. 12). Es ergaben sich auch hier tageszeitliche Aktivitätsunterschiede. Bei der 9 Uhr-Reihe liegen die Enzymaktivitäten aller behandelten Gruppen mit Ausnahme von D200 *unter* der Nullkontrolle, bei der 18 Uhr-Reihe dagegen *über* der Nullkontrolle, wiederum mit Ausnahme der mit D200 behandelten Tiere. Die Enzymaktivität bei Gabe von Placebo ist auch hier um 9 Uhr niedriger und um 18 Uhr höher als bei der Nullkontrolle.

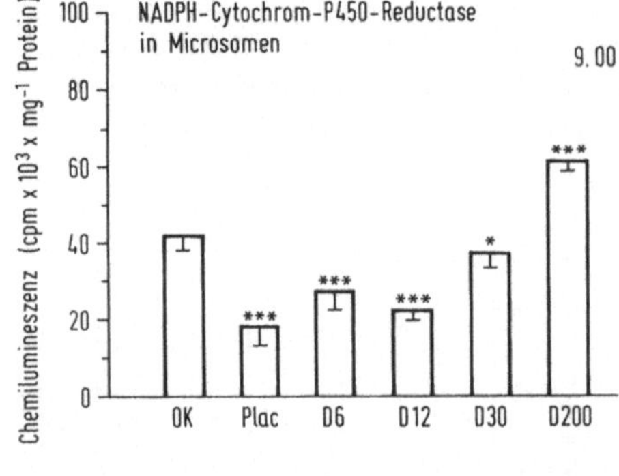

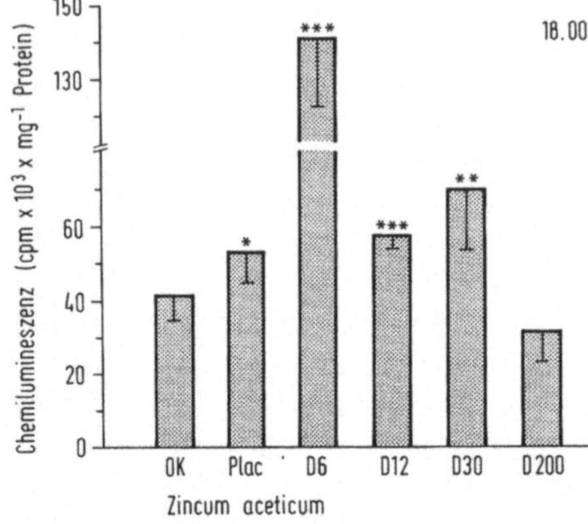

Abb. 12. Aktivität der mikrosomalen NADPH-Cytochrom-P450-Reductase nach Applikation von Zincum aceticum. Weitere Einzelheiten siehe Legende zu Abb. 9.

Diese nach strengen wissenschaftlichen Kriterien erarbeiteten und hier exemplarisch aneinandergereihten Ergebnisse sind bisher nur Fragmente im Gesamtbild einer naturwissenschaftlichen Durchdringung aller mit der Wirkungsentfaltung von Homöopathika zusammenhängenden Fragen. Eine Diskussion im Sinne einer kausalbefriedigenden Erklärung und eine eindeutige Einordnung der erhaltenen Ergebnisse in bereits bekannte Zusammenhänge ist aufgrund der wenigen verfügbaren Daten noch nicht möglich. Damit wird deutlich, vor welche Aufgaben die Biochemie gestellt ist, wenn sie nach den zellulären Entsprechungen der für Homöopathika gesamtorganismisch berichteten Heilerfolge sucht. Für die alles entscheidende Parametersuche sind weder funktionell-biochemische Überlegungen noch die Beachtung organbezogener therapeutischer Erkenntnisse eine sichere Gewähr für eine zielführende Auswahl. Es besteht das Problem, daß der Biochemiker zunächst nicht eindeutig den biochemischen Wirkort kennt, was zur Folge hat, daß die Meßgrößen alle Eventualitäten mit einem mehr oder weniger weitmaschigen Netz abdecken müssen. Erst wenn ein konkreter Hinweis auf die Beeinflussung einer bestimmten zellulären Funktionsgröße vorhanden ist, kann das Raster der Meßgrößen enger gezogen werden.

Es bleibt damit nicht verborgen, wie ähnlich diese Forschung beispielsweise den Anfängen der Arbeiten auf dem Gebiet der modernen Medizin und Pharmakologie in der ersten Hälfte dieses Jahrhunderts ist. Ein Unterschied besteht jedoch in der Möglichkeit der Verwendung aller dort gewonnenen Erkenntnisse und entwickelten Methoden.

Das weitgehend akzeptierte Wissenschaftsverständnis verlangt die Überbrückung der Erkenntnislücke, die zwischen der berichteten therapeutischen Wirksamkeit der Homöopathika und ihrer Entfaltung innerhalb zellulärer Funktionssysteme besteht.

Durch klinisch-therapeutische Studien allein kann dieses Ziel nicht erreicht werden.

Das einzige noch existierende Hindernis ist die durchaus verständliche Infragestellung der naturwissenschaftlichen Erforschbarkeit dieser Effekte. Möglicherweise sind die hier präsentierten Ergebnisse ein Schritt auf dem einzuschlagenden und offensichtlich begehbaren Weg.

So bleibt zum Schluß nur zu bemerken:

Die biochemische Erforschung der von homöopathischen Präparaten ausgeübten intrazellulären Effekte wird entweder schnellstmöglich auf breiter Grundlage etabliert oder die Homöopathie wird bleiben, was sie ist: ein Juwel, tief verborgen im Inneren einer Mauer aus Zweifel und Mißverständnissen, bedauerlicherweise aber nicht vollständig geschützt vor dem Zugriff von Grabräubern, deren Ziel es immer gewesen ist, Schätze unter Wert zu verschleudern.

Literatur

1. Anton AM and Sayre DF (1969) J Pharmacol Exp Ther 166:285–291.
2. Aust SD, Roerig DL and Pederson TC (1972) Biochem Biophys Res Commun 47:1133–1137.
3. Bergmeyer HU, Gawehn K und Graßl, M (1970) In: Methoden der enzymatischen Analyse, Ed. H. U. Bergmeyer, Verlag Chemie, Weinheim, 392–393.
4. Bösterling, B and Trudell JR (1981) Biochem Biophys Res Commun 98:569–575.
5. Grosman N (1985) Agents and Actions 17: 427–435.
6. Harisch G and Eikemeyer J (1979) Experientia 35:719–720.
7. Harisch G und Kretschmer M (1987) Dtsch Tierärztl Wschr 94:515–516.
8. Harisch G and Kretschmer M (1987) Res Commun Chem Pathol Pharmocol 55:39–48.
9. Harisch G und Kretschmer M (1988) Therapeutikon 3:188–194.
10. Harisch G and Kretschmer M (1988) Experientia 44:761–762.
11. Harisch G und Kretschmer M (1989) J Appl Nutr (Im Druck)
12. Harisch G und Kretschmer M (Zur Veröffentlichung eingereicht)
13. Harisch G und Kretschmer M (1988) Therapeutikon 10:588–590
14. Heiman AS and Crews FT (1985) J Immunol 134:548–555
15. Hissin PJ and Hilf R (1976) Anal Biochem 74:214–226.
16. McCord JM and Fridovich I (1969) J Biol Chem 244: 6049–6055.
17. Schmidt E (1970) In: Methoden der enzymatischen Analyse, Ed. HU Bergmeyer, Verlag Chemie, Weinheim, S. 609–613.
18. Sharma SC and Gulati OP (1985) Experientia 41: 1177–1178
19. Siraganian RP (1974) Anal Biochem 57: 383–394.
20. Struckhoff G and Heymann E (1986) Biochem J 236:215–219.

21. White JR and Pearce, FL (1982a) Immunology 46:353–359.
22. White JR and Pearce FL (1982b) Immunology 46:361–367.

Danksagung
Frau Karin Löppen und Frau Tuyet Loan Pham danken wir für die Durchführung der Laborarbeiten.

Experimentelle Studien zur physikalischen Struktur homöopathischer Potenzen

O. Weingärtner

I. Einleitung

Es gibt keinen Grund, anzunehmen, daß die Homöopathie, wenn sie wirklich therapeutische Effizienz besitzt, naturwissenschaftlichem Verständnis nicht zugänglich sein soll. Die Entwicklung des naturwissenschaftlichen Erkenntnisstandes von den Anfängen bis zur Gegenwart rechtfertigt das Vertrauen in die Richtigkeit dieser Aussage. In vielen Beispielen hat sich bestätigt, daß Zusammenhänge, die wirklich vorhanden sind, früher oder später auch verstanden werden können.

Naturwissenschaftliches Verstehen der Homöopathie heißt, daß aufgrund vorhandenen sicheren Wissens ein kausaler Zusammenhang zwischen den Grundaussagen der Homöopathie und einem Therapieverlauf herstellbar ist, daß also die Wirksamkeit einer homöopathischen Behandlung mit großer Wahrscheinlichkeit prädizierbar ist und nicht erst im Nachhinein konstatiert werden kann, ob das „richtige" Mittel verabreicht wurde.

Die Arbeit an dem dazu notwendigen sicheren Wissen bedeutet beim gegenwärtigen Erkenntnisstand aber auch, daß Fragen beantwortet werden müssen, die mit homöopathischer „Therapie" kaum etwas zu tun haben. Dazu gehört insbesondere die Untersuchung homöopathischer Medikamente selbst auf den therapeutisch aktiven Anteil hin. Dies läßt sich vom ärztlichen Zugang abgrenzen und kann den Nachweis der therapeutischen Effizienz als „in Arbeit befindlich" akzeptieren und ausklammern. Man begreift dabei Homöopathie als Therapieform, deren Behandlungsergebnisse auf die Verabreichung von Medikamenten und nicht z. B. auf eine mentale Beeinflussung zurückzuführen sind, und man macht nicht die Vorabannahme, daß diese Medikamente nur im Bereich niederer Verdünnungsgrade naturwissenschaftlich sinnvoll untersucht werden können. Letzteres trägt der Tatsache Rechnung, daß in der therapeutischen Praxis keine Beschränkungen bezüglich der Potenzhöhe (und damit des Verdünnungsgrades) existieren und daß die Lehre selbst, an der sich die Homöopathen orientieren, auch solche Beschränkungen ausdrücklich nicht vorsieht. Die Voraussetzungen dafür zu schaffen, daß in Zukunft einmal naturwissenschaftlich sinnvoll auch im höheren Potenzbereich über den therapeutisch aktiven Anteil gesprochen werden kann, ist eines der Grundanliegen der hier vorgestellten Bemühungen.

Natürlich ist es vom chemisch-pharmazeutischen Standpunkt aus gar keine Frage, daß mit steigendem Verdünnungsgrad eines Stoffes, auf jeden Fall aber jenseits der durch die Loschmidt'sche Zahl gegebenen Grenze, dessen Wirkung auf den Organismus gleich dem des Verdünnungsmediums wird. Jedes Experiment, das anderes behauptet, wird, wie die Erfahrung zeigt, nicht auf seinen Stellenwert pro oder contra Homöopathie, sondern vor allem auf undefinierte, zufällige äußere Umstände hin untersucht, die dem Ergebnis zugrunde liegen könnten. Das ist die korrekte naturwissenschaftliche Vorgehensweise. Nicht in erster Linie ein unglückliches Zusammentreffen äußerer Umstände anzunehmen, wäre ebenfalls naturwissenschaftlich korrekt, wenn dem Experiment ein naturwissenschaftlich begründbares Modell zugrunde läge, das es zu bestätigen gälte.

Es geht deshalb bei der Suche nach dem therapeutisch aktiven Anteil homöopathischer Medikamente derzeit nicht primär darum, ein vorhandenes Modell experimentell zu bestätigen, sondern darum, eine logisch einwandfreie, naturwissenschaftlich haltbare Modellvorstellung zu finden. Konkret heißt das, daß ein physikalisch widerspruchsfreies Modell für bestimmte, noch näher zu definierende, Eigenschaften der in Frage kommenden Lösungsmittel erarbeitet werden muß. Diese Eigenschaften müssen dazu geeignet sein, trotz fortschreitender Verdünnung, die Ausgangsdroge in einer denkbaren Darstellungsform stets gegenwärtig sein zu lassen, und zwar so, daß auch der Organismus mit dieser Darstellungsform etwas anfangen kann. Unter Darstellungsform sollte dabei nicht nur eine chemische, sondern auch eine physikalische Veränderung des Gesamtsystems Lösungsmittel im Arzneivolumen verstanden werden dürfen.

Ein Modell hat natürlich nur dann einen wirklichen Sinn, wenn seine Umsetzung in die praktische Problemlösung möglich ist. Ausgehend von diesem Gedanken fiel schon sehr früh beim Literaturstudium auf, daß es eine Reihe von Versuchen mit naturwissenschaftlich unumstrittenen Methoden gab, die anscheinend die praktische Seite der Problemlösung geschafft hatten. Was lag näher, als im Interesse einer gesicherten künftigen Modellbildung zunächst einmal die Ergebnisse dieser Versuche auf ihren Wahrheitsgehalt hin zu überprüfen. Es ging also nicht darum, ein vorhandenes Modell, und in den erwähnten Arbeiten ist oft die Rede von einem solchen, zu bestätigen, sondern es ging im Gegenteil um die möglichst sichere Verifikation einer Grundlage für ein künftiges Modell. Sollten nämlich die Ergebnisse dieser Versuche sich als richtig herausstellen, dann wäre das ein Argument für die Möglichkeit eines *physikalischen* Modells zur Beschreibung des therapeutisch aktiven Anteils homöopathischer Medikamente auch in höheren Verdünnungsgraden.

II. In der Literatur vorhandene Ansätze – eine Auswahl

Der schon oben angesprochene nicht aufgelöste Widerspruch zwischen Ergebnissen, die „eigentlich" nicht möglich, aber trotzdem vorhanden sind, ist vermutlich der Grund dafür, daß man in der nicht-homöopathischen Literatur keine der im Folgenden ohne eine Bewertung besprochenen Arbeiten findet.

Allen Arbeiten liegt etwa der folgende Gedankengang zugrunde: Wenn auch höhere Potenzen einen arzneilichen Gehalt haben sollen, dann kann dieser nicht als in Molekülen des Ausgangsstoffs vorliegend aufgefaßt werden. Wenn aber dem verabreichten Arzneivolumen therapeutische Aktivität im Unterschied zum Lösungsmittel zugeordnet wird, ist der Gedanke an eine Veränderung des Lösungsmittels durch den Potenzierungsvorgang naheliegend.

Für den Fall von Wasser als Lösungsmittel hat G. O. Barnard 1965 am Beispiel der Elektrolyte [s. 2 und auch 3, 5, 8, 9, 21, 26] eine Art Ankettungshypothese aufgestellt, nach der durch die Potenzierung polymerähnliche physikalische Strukturen mit der Fähigkeit zur Selbstreplikation im Lösungsmittel entstehen. Die Lösungsmittelketten seien, so Barnard, der Träger der arzneilichen Information, was immer das konkret im Zusammenhang mit einer therapeutischen Wirkung bedeutet haben mag.

Wenn spezifische Ankettungen von Wassermolekülen stattfinden, dann sollte dies in Veränderungen der Wasserstoffbrückengesamtheit sichtbar sein. Ausgehend von dieser Idee führten Smith und Boericke [24] 1966 eine Serie von Experimenten durch, in denen sie Kernresonanzspektren (NMR-Spektren, NMR = Nuclear Magnetic Resonance, s. a. Appendix A) von *Sulfur*präparationen untersuchten. Als Präparationen wurden dabei, jeweils in 87% igem Äthanol, benutzt:

1) Nach homöopathischer Methode hergestellte Verschüttelungen von Schwefel D6 bis D30,
2) Verdünnungen von Schwefel ($1 \, g/10^6$ g Lösungsmittel) bis ($1 \, g/10^{30}$ g Lösungsmittel),
3) Verdünnungen von Schwefel ($1 \, g/10^6$ g) bis $1 \, g/10^{30}$ g), bei denen Ultraschall jeweils solange auf das Präparat angewendet worden war, wie die Verschüttelung dauerte. Die dabei entstehende Temperaturerhöhung wurde beim Vergleich berücksichtigt,
4) Verschüttelungen, bei denen an Stelle von mechanischer Energie jeweils die dazu äquivalente Wärmemenge zugeführt wurde.

Die Ergebnisse werden von den Autoren in folgenden Punkten zusammengefaßt:

1) Die Lösungsmittelstruktur ist geändert in ungeschüttelten seriellen Verdünnungen im Vergleich zu unverdünntem Lösungsmittel.
2) Die Lösungsmittelstruktur ist geändert durch Verschüttelung serieller

Verdünnungen im Vergleich zu unverschüttelten Verdünnungen und unverdünntem Lösungsmittel.
3) Die Unterschiede werden umso extremer, je mehr die Verdünnung sich der Avogadroschen Grenze nähert und sie dann überschreitet.
4) Ultraschallreaktionen erzeugen mehr strukturelle Änderung in den Spektren von verschüttelten seriellen Verdünnungen als in denen von unverschüttelten seriellen Verdünnungen.
5) Die Veränderungen sind physikalisch und nicht chemisch.
6) Die Daten stimmen mit Ergebnissen aus anderen Arbeiten (s. a. 26) überein und sind ein Indiz für eine räumliche Umordnung, was wiederum mit der Barnard'schen Selbstreplikationsvorstellung des Lösungsmittels in Einklang steht.

Abbildung 1 zeigt drei Beispiele von Spektren aus der Arbeit von Smith und Boericke. Unterschieden werden die Spektren anhand der OH-Anteile.

Dieselben Autoren haben 1968 in einer weiteren Arbeit [25] die Versuche aus [24] ausgedehnt bis hin zur Potenz D60 und sind auch hier zu affirmativen Ergebnissen bezüglich Barnards Ankettungshypothese gekommen.

Young hat dann 1975 in [28], auf der Grundlage der Smith-Boericke-Arbeiten, NMR-Messungen mit rotierend vermischtem und verschütteltem Schwefel bzw. Äthanol 87% durchgeführt und sah am Ende bestätigt (s. Abbildung 2), daß Verschüttelungen und nicht Rotationen für die seiner Ansicht nach zweifelsfrei vorhandenen Veränderungen der NMR-Spektren durch die Potenzierung verantwortlich sind. Sein Unterscheidungskriterium sind die Flächen unter den OH-Anteilen.

In [12] aus dem Jahre 1979 greifen auch Kumar und Jussal die Barnard'sche Vorstellung auf. Ausgehend von dem etwas weitergehenden Gedankengang, daß eine homöopathische Potenz, soll Barnards Vorstellung richtig sein, eine wohlbestimmte Anordnung elektrisch dipolarer Moleküle des

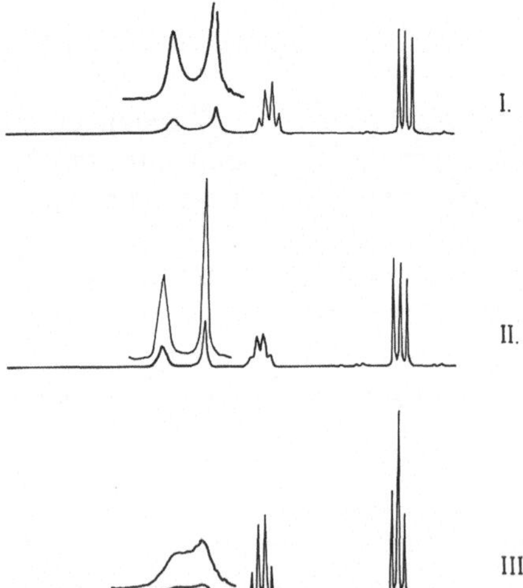

Abb. 1. Beispiele von Spektren aus [24]
I. = Spektrum von Sulfur 12 × verdünnt
II. = Spektrum von Sulfur D12
III. = Spektrum von 12 × beschalltem Äthanol

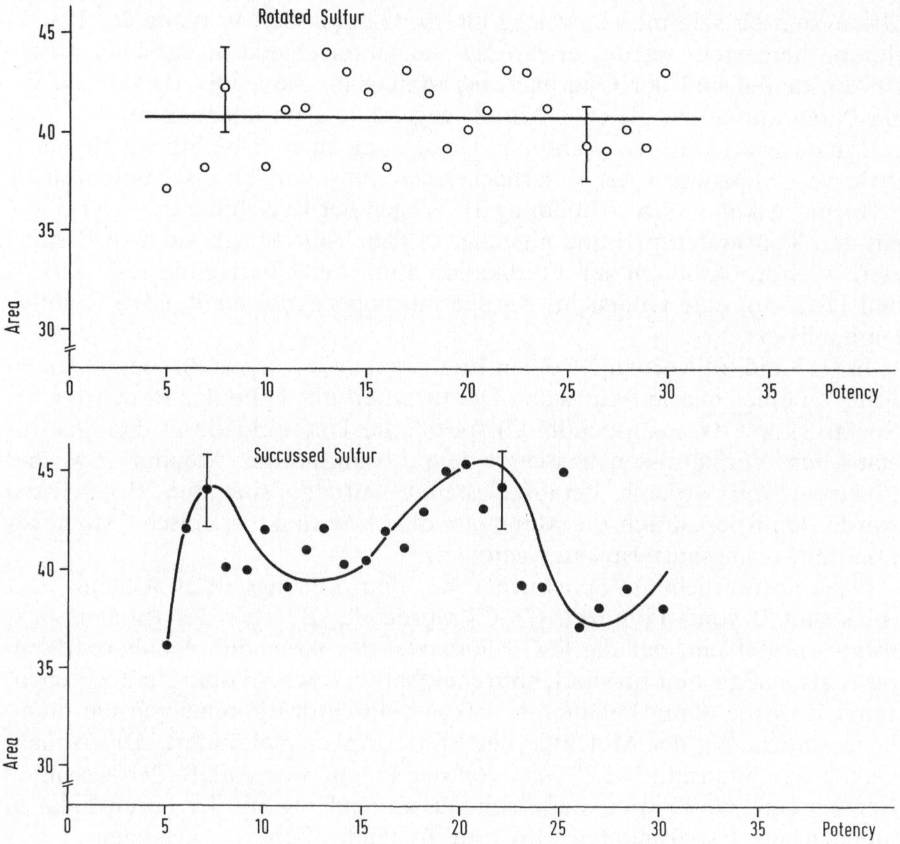

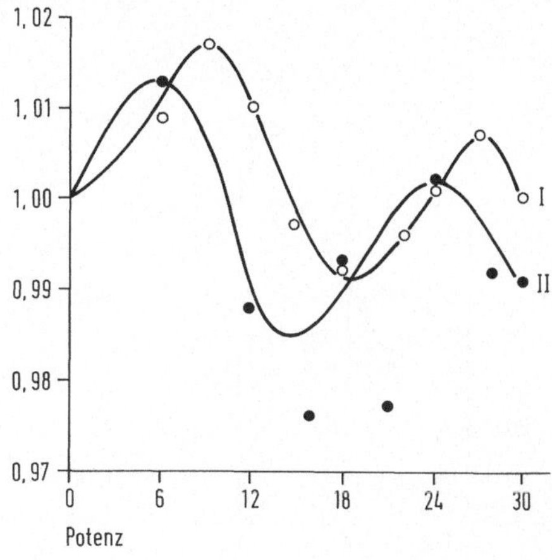

Abb. 2. Vergleich der Flächen unter den OH-Anteilen der Spektren [Aus 28]

Abb. 3. Quotienten der Oberflächenspannung von Lösungsmittel Äthanol 91% und Potenz von Nat. mur. in Äthanol 91%. Gezeichnet sind interpolierte Kurven aus zwei verschiedenen Meßreihen I und II. Fehler sind mit 0,4% Maximalerror angegeben. Anzahl der Messungen pro Potenz und Reihe ist nicht angegeben. [Aus 12]

Lösungsmittels sein müsse, welche ihrerseits durch den Vorgang der Potenzierung hergestellt werde, erwarteten sie Unterschiede in der Dielektrizitätskonstanten und der Oberflächenspannung (s. Appendix B) verschiedener Potenzstufen des gleichen Mittels gegenüber dem Lösungsmittel.

Demonstriert wird die praktische Umsetzung dieser Überlegung mit einer Serie von Messungen der Oberflächenspannung von Kochsalzpotenzen in 91%igem Alkohol (s. a. Abbildung 3). Wegen der Beziehung $s = 0.5 \, r \cdot d \cdot g \cdot h$ mit den Konstanten r, d und g genügt es dabei, die Steighöhe h zu bestimmen. Weitere Arbeiten zur Verifikation ähnlicher Überlegungen [s. z. B. 7 und 11, 23 für eine Übersicht] wurden mit nahezu gleichlautenden Resultaten publiziert.

In [13] und [6] wurden 1976 von Luu Ergebnisse vorgestellt, bei denen im Rahmen einer pharmazeutischen Doktorarbeit mit Hilfe der Raman-Laser-Spektroskopie (s. a. Appendix C) spezifische Unterschiede in den elektrostatischen Verhältnissen zwischen dem Lösungsmittel Äthanol 70% und Potenzen von Bryonia herausgearbeitet wurden. Aus den Ergebnissen wurde, impliziert durch die Meßmethodik, eine makroskopische Modifikation der Lösungsmittelstruktur gefolgert.

Nach ausführlichen Vorversuchen mit dem Lösungsmittel Äthanol 70% sowie mit Bryonia-Potenzen C1–C7 wurde der Bereich des Raman-Spektrums um 881/cm, der die C-C-Bindungen des Äthanolmoleküls repräsentiert, als maßgebend für die Unterscheidbarkeit dieser Potenzen angesehen. Implizit wurde damit behauptet, daß sich durch das Potenzieren die räumliche Anordnung der Moleküle der Probe irreversibel ändert. Die Abhängigkeit der Intensität bei 881/cm von der Potenz war Anlaß, den gesamten Bereich von 600–1500/cm auf einen Zusammenhang mit der Potenzhöhe zu untersuchen. Experimentell wurde auf folgende Weise vorgegangen:

1) Die Proben wurden in der Reihenfolge Äthanol 70%, Bryonia C30, C28, ..., C1 auf einem CODERG-Spektrometer mit einem Helium-Neon-Laser als Lichtquelle (Wellenlänge 6328 Å) vermessen. Temperatur-

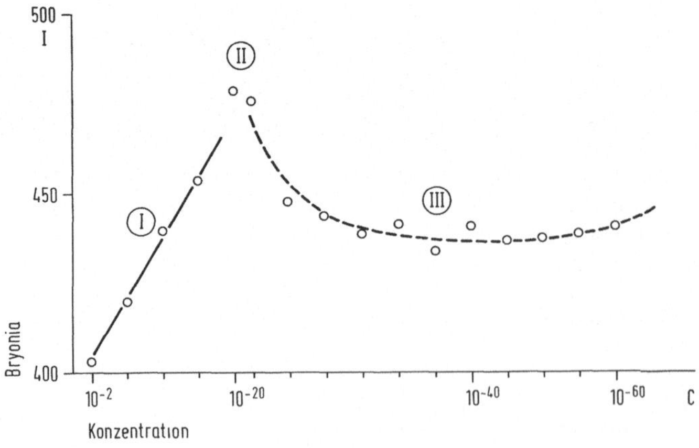

Abb. 4. Intensität als Funktion der Konzentration. Intensität ist kumuliert über die Intensitäten an den 5 Peakorten. [Aus 13]

schwankungen wurden beachtet, Adaptionszeiten für die Proben wurden eingehalten.

2) Es wurden pro Messung die kumulierten Intensitäten bei den 5 Wellenzahlen 881, 1050, 1092, 1273 und 1453/cm grafisch dargestellt (s. Abbildung 4)

3) Aus der Grafik wurde die Aussage (s. a. 13) abgeleitet, daß, wäre ab C12 nur noch Lösungsmittel vermessen worden, die Kurve oberhalb der Potenzstufe C12 eine Konstante sein müsse. Da dies aber nicht der Fall ist, wird dem Raman-Spektrum der Potenzen oberhalb C12 ein Unterschied zum Raman-Spektrum des Lösungsmittels innerhalb der für das Äthanolmolekül zuständigen Wellenzahlen zugesprochen.

Auch die späteren Arbeiten [1, 14, 15, 16, 17] bauen auf der vermuteten Lösungsmittelstrukturierung auf, versuchen aber, sie weiter zu quantifizieren, z. B. durch Identifikation verschieden langer Ketten von Wassermolekülen. Darüber hinaus versuchen sie, die gefundenen Ergebnisse in eine Hypothese [s. 14, 18] einzubauen, die auf einen Gedächtniseffekt des Lösungsmittels bei steigender Potenzzahl, ähnlich wie bei der Barnard'schen Hypothese, hinausläuft.

III. Oberflächenspannung von Nat.mur.-Potenzen

In einer Pilotstudie aus dem Jahr 1987 ging es darum, die Aussage der Arbeit [12] auf ihren Wahrheitsgehalt hin zu überprüfen. In [12] wird behauptet, daß bei den Nat.mur.-Potenzen D6, D9, D12, D18, D21, D22, D24, D28 und D30 (Lösungsmittel Äthanol 91%) die mit der Kapillarmethode bestimmten Werte der Oberflächenspannung a) sich signifikant voneinander unterscheiden und b) von der Oberflächenspannung des Lösungsmittels auch dann verschieden sind, wenn es sich um Potenzen höher als D23 handelt.

III. A. Das Probengut

Um hinsichtlich der Probenhomogenität sicher zu sein, wurden eigens angefertigt:

1) Nat.mur. D6, D12, D18, D21, D28 und D30 in Äthanol 91%.
2) Nat.mur. D6, D12, D18, D21, D28 und D30 in Wasser.
3) Potenzen von Äthanol 91% in Äthanol 91% als Nullprobe.

Ein Teil NaCl wurde zur Herstellung der D1 in 9 Teilen Lösungsmittel aufgelöst. Ab der D2 wurde jeweils 27 ml des Lösungsmittels und 3 ml der nächst niedrigen Potenz in ein neues Gefäß pipettiert und anschließend 10 mal geschüttelt. Es war vorher sichergestellt worden, daß die Pipettiermenge innerhalb des Genauigkeitsbereichs der Pipette liegt. Dieses Verfahren entspricht im Falle der benutzten Lösungsmittel insofern nicht den

Vorschriften des HAB (HAB = Homöopathisches Arzneibuch), als
Natrium muriaticum D1 einen vorgeschriebenen Alkoholgehalt (15%)
haben muß, der nicht gleich dem Alkoholgehalt der weiteren Potenzen ist.
Es würde daher eine Inhomogenität des Probenguts vorgelegen haben,
wenn die HAB-Vorschriften eingehalten worden wären.

III. B. Meßapparatur, Vorgehensweise und Vorversuche

Zur Durchführung der Messungen wurde eine eigens angefertigte Apparatur verwendet, die, zur Vermeidung systematischer Fehler, gewährleistet,
daß:

1) die Kapillaren immer an der gleichen Stelle eingetaucht wurden,
2) die Kapillaren immer exakt die gleiche Eintauchtiefe hatten,
3) die Kapillaren immer absolut senkrecht eintauchten,
4) die Temperatur der Proben bis auf ± 0,2 Grad Celsius genau bestimmt
   werden konnte,
5) die Steighöhe in der Kapillare mit einem Genauigkeitsgrad von 0,02 mm
   durch ein Mikroskop abgelesen werden konnte.

Mit den 3 verschiedenen Probenarten wurden jeweils 20 Meßreihen zu je
12 Messungen durchgeführt. Die Messungen wurden von verschiedenen
Experimentatoren als Blindexperiment durchgeführt. Die Experimentatoren waren gehalten, ein genau festgelegtes Durchführungsprogramm zu
befolgen. Dazu gehörten pro Meßreihe die Justage der Apparatur vor
Beginn der ersten Messung, die Temperaturadaption jeder Probe, die
Erneuerung der Pipettierspitze vor dem Einfüllen jeder Probe und die Vermessung nach aufsteigender Numerierung. Pro Meßreihe bestanden:

Probe 1	. . . . aus	Lösungsmittel
Probe 2	. . . .	Natr. mur. D30
Probe 3	. . . .	Natr. mur. D24
Probe 4	. . . .	Lösungsmittel
Probe 5	. . . .	Natr. mur. D21
Probe 6	. . . .	Natr. mur. D18
Probe 7	. . . .	Lösungsmittel
Probe 8	. . . .	Natr. mur. D12
Probe 9	. . . .	Natr. mur. D6
Probe 10	. . . .	Natr. mur. D30
Probe 11	. . . .	Natr. mur. D30
Probe 12	. . . .	Lösungsmittel

III. C. Resultate

Die Versuche mit Äthanol 91% als Lösungsmittel klärten lediglich, daß:

1) Äthanol 91% als Lösungsmittel für die Beantwortung der Fragestellung schon deswegen nicht geeignet ist, weil die starke Temperaturabhängigkeit der Dichte einen nachweislich stark verfälschenden Effekt auf die Ergebnisse hat,
2) die absolute Steighöhe, ebenfalls aus Gründen der Temperaturabhängigkeit, ein unzuverlässiges Maß ist,
3) die Vergleichbarkeit der Messungen dadurch gewährleistet ist, daß die Durchgangsdauer der Flüssigkeitsoberfläche (= Steigzeit) in der Kapillare durch ein festgelegtes Intervall von 1,5 mm Länge und damit die dortige Steiggeschwindigkeit bestimmt wird (Das Intervall wurde dabei so gewählt, daß dort kein stark beschleunigtes Hochsteigen der Flüssigkeit mehr stattfand).

Tabelle 1 zeigt die Mittelwerte und Standardabweichungen der einzelnen Steigzeiten bei den Messungen mit Wasser als Lösungsmittel. Man sieht, daß alle Mittelwerte innerhalb der Gesamtschwankungsbreiten liegen.
Es wurden pro Meßreihe der Mittelwert der Lösungsmittelsteigzeiten berechnet und das Verhältnis der Nat.mur.-Potenz-Steigzeiten zu diesem

Tabelle 1 Steigzeiten in sec. pro überprüfter Substanz in Lösungsmittel Wasser. Angegeben sind die Anzahl der Messungen, der Mittelwert (MW) der Steigzeit durch das 1,5 mm Intervall und die Std.-Abweichung.

Substanz	Anzahl der Messungen	MW	Std.-Abw.
Wasser	80	118	23
Nat.mur. D30	60	115	22
Nat.mur. D24	20	112	21
Nat.mur. D21	20	107	19
Nat.mur. D18	20	121	25
Nat.mur. D12	20	119	31
Nat.mur. D6	20	107	20

Tabelle 2. Statistik über die Steigzeiten im Verhältnis zur Steigzeit des Lösungsmittels.

	Maximum	Minimum	Mittelwert	Std.-Abw.
D30	1,324	0,71	1,001	0,152
D24	1,429	0,644	0,959	0,239
D21	1,437	0,714	0,942	0,191
D18	1,438	0,728	0,963	0,201
D12	1,438	0,752	0,994	0,200
D6	1,293	0,646	0,910	0,176

Mittelwert bestimmt. Eine Statistik über die jeweils 20 Messungen lieferte dann pro Potenz eine zuverlässige Schätzung von Erwartungswert und Standardabweichung dieser Quotienten. Tabelle 2 zeigt, daß sich bei den Steigzeiten und damit bei den Steiggeschwindigkeiten zwar auch die in Abbildung 3 für die Steighöhen angedeutete potenzabhängige Periodizität bestätigt, jedoch mit dem großen Unterschied, daß die Schwankungen innerhalb der Abweichungsintervalle liegen.

IV. Raman-Spektren von Bryonia-Potenzen

In einer weiteren Pilotstudie aus dem Jahr 1987 ging es darum, diejenigen Ergebnisse der Arbeit [13] auf ihren Wahrheitsgehalt hin zu überprüfen, die eine Unterscheidung von Bryonia-Centesimal-Potenzen auch oberhalb der C12 vom Lösungsmittel Äthanol 70% behaupten. Unterscheidungskriterien sind die Parameter des Raman-Spektrums zwischen den Wellenzahlen 800/cm und 1500/cm [s. a. 13].

IV. A. Probengut und Meßablauf

Bryonia in der Urtinktur hat einen Alkoholgehalt von 43% und einen Arzneigehalt von 1/2. Von der Urtinktur wurden deshalb für die C1 0,2 ml mit 9,8 ml Äthanol 70% auf 10 ml ergänzt. Die Inhomogenität des Alkoholgehalts für die niederen Potenzen wurde dabei in Kauf genommen. Für alle Potenzen oberhalb der C1 wurden 0,1 ml der nächsttieferen Potenz sowie 9,9 ml Äthanol 70% auf ein neues Glasgefäß übertragen. Ebenso wie bei den Nat.mur.-Potenzen war vorher sichergestellt worden, daß die Pipettiermenge innerhalb des Genauigkeitsbereichs der Pipette lag. Nach der Vorgabe aus [13] wurden die Glasgefäße pro Potenzierungsschritt 100 mal geschüttelt. Bei der Verschüttelung waren die Gefäße zu etwa 2/3 gefüllt.

Nach Herstellung der Reihe Bryonia C1–C30 wurden für die in Frage kommenden Potenzen C30, C28, ..., C10, C9, C7, ..., C3 jeweils drei Proben aus der entsprechend niedrigeren Potenz nach der oben beschriebenen Methode hergestellt.

Der Probenschlüssel wurde wie folgt festgelegt:

Äthanol 70% . . . .   Proben Nr. 1, 5, 9
Bryonia C30 . . . .   Proben Nr. 2, 3, 4
Bryonia C28 . . . .   Proben Nr. 6, 7, 8
Bryonia C26 . . . .   Proben Nr. 10, 11, 12
               . . . .
Bryonia C10 . . . .   Proben Nr. 34, 35, 36
Bryonia C9 . . . .   Proben Nr. 37, 38, 39
Bryonia C7 . . . .   Proben Nr. 40, 41, 42
               . . . .
Bryonia C3 . . . .   Proben Nr. 44, 47, 48

Für die Durchführung einer Meßreihe wurden folgende Meßmodalitäten vereinbart:

1) Vermessen der Proben nach aufsteigender Numerierung,
2) Gründliche Reinigung der Meßzelle vor Einbringen der Proben,
3) Meßvorgang pro Probe:
   a) Einbringen der Probe,
   b) Temperatur des Meßraums bestimmen,
   c) 10 Min. Adaptionszeit pro Probe,
   d) Spektrum erstellen zwischen 800/cm und 1500/cm,
   e) Temperatur der Probe nach der Messung bestimmen,
   f) Parameter bestimmen (Lage, Fläche, Höhe),
   g) Protokoll.

Die Messungen wurden als Blindmessungen an zwei aufeinanderfolgenden Tagen mit einem Gerät der OMARS-Reihe durchgeführt (OMARS ist eine Weiterentwicklung des CODERG-Geräts, welches für die Messungen aus [13] verwendet worden war).

IV. B. Resultate

Bryonia C1 wurde zur Kontrolle des Meßablaufs in den Proben 49–51 vermessen. Wie zu erwarten war, entstanden, wegen der Braunfärbung, nicht auswertbare Spektren. Für die Potenzen Bryonia C3–C30 sollen nacheinander die Resultate zu den Parametern Peakort, Fläche unter den Peaks und Höhe der Peaks dargestellt werden.

Bezüglich der Lokationen der fünf Hauptpeaks im betrachteten Wellenzahlbereich kann zunächst festgestellt werden, daß in keinem Fall die Wellenzahlen 881/cm, 1050/cm, 1092/cm, 1273/cm und 1453/cm, wie in [13] vorgegeben, zutreffend waren. Zudem waren die Lokationen, über alle Messungen gesehen, nicht einheitlich in der Richtung der Abweichung. Die erste Tatsache kann auf die Weiterentwicklung der Meßmethodik zurückgeführt werden, die zweite jedoch gab Anlaß, nach einer dahinterstehenden, statistisch erfaßbaren Systematik zu suchen. Dazu wurde folgender Weg eingeschlagen.

Pro Probeninhalt (Äthanol, Bryonia C30, . . ., Bryonia C3) und pro Peak wurden der Mittelwert und die Standardabweichung der Schwankungen des Peakorts um den in [13] vorgegebenen Wert aus den zugehörigen Probenmessungen berechnet. Danach wurde für jeden Peak separat eine Grafik angefertigt. In Abbildung 5 erkennt man, daß beim Peak in der Gegend von 881/cm die Abweichungen der Potenzen C18–C30 praktisch von der von Äthanol 70% nicht unterscheidbar sind. Der steile Abfall im Bereich C16–C10 und das Verhalten bei C9–C3 lassen einen deutlichen Unterschied der Abweichungen zwischen Lösungsmittel und diesen Potenzen erkennen. Die Untersuchung der Abweichungen an den Peakorten bei den anderen 4 Wellenzahlen ergab, teilweise auch bei Potenzen oberhalb der C12, dis-

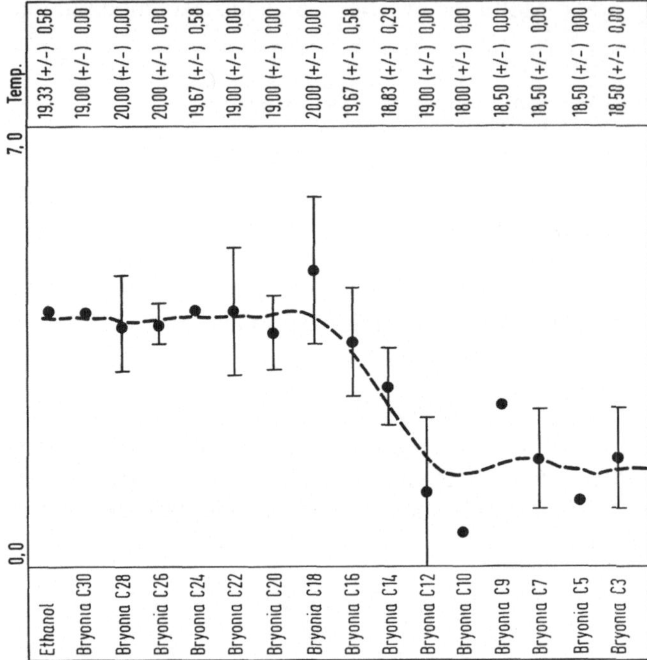

Abb. 5. Schwankungen der Peak-Orte bei 881/cm, auf 0,0 transformiert. Unterbrochene Kurve = Mit Dreieckfenster 20 × geglätteter Polygonzug dessen Stützstellen die Mittelwerte sind. [Aus 27]

junkte Abweichungsintervalle zwischen den Quotientenmittelwerten von Lösungsmittel und Potenz.

Zur Bestimmung der Flächen unter den Peaks wurde zunächst (für alle Messungen einheitlich) für die Intervalle 845.2–920.3, 1022.4–1070.8, 1070.8–1122.8, 1254.0–1306.0 und 1435.2–1498.8/cm Gesamtfläche unter der Kurve bestimmt. Danach wurden die Beiträge des Hintergrunds von der Gesamtfläche abgezogen, und es ergab sich ein in erster Näherung vom Hintergrundsrauschen bereinigter Nettowert, der allen weiteren Berechnungen zugrunde lage.

Da keinerlei Eichsubstanz vermessen wurde, ist es ohne Aussage, wenn man die Flächen verschiedener Messungen miteinander vergleicht, die globale Skala fehlt. Durch Bildung der Größenverhältnisse innerhalb jeder Messung wird eine solche globale Skala definiert.

Analog zum Vorgehen bei den Peaklokationen wurde im Fall der Flächen unter den Peaks für sämtliche Quotientenkombinationen Mittelwert und Standardabweichung für die einzelnen Potenzen berechnet und in einer Grafik veranschaulicht. Abbildung 6 gibt ein Beispiel. Vor allem fällt hierbei die ausgeprägte Periodizität der Ergebnisse in Abhängigkeit von der Potenz auf.

Zur Auswertung der Peakintensitäten wurde analog wie bei den Flächen verfahren. Auch die Ergebnisse sind analog. Abbildung 7 gibt ein Beispiel.

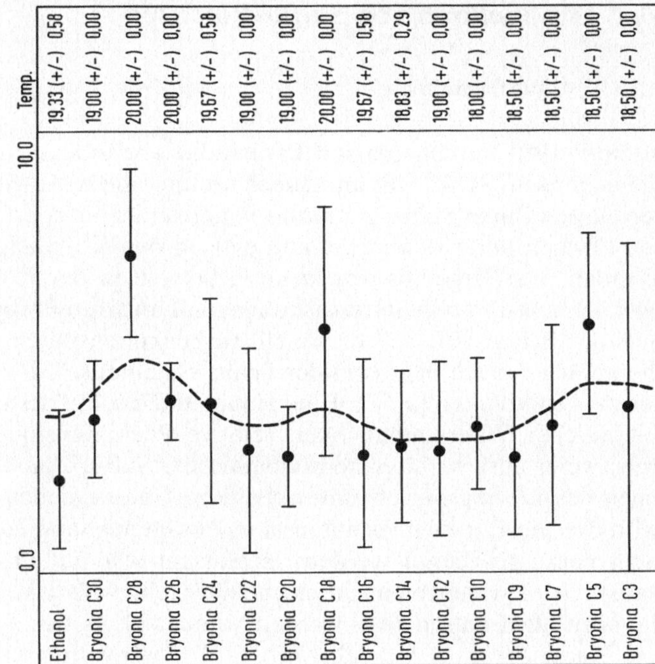

Abb. 6. Quotienten (Netto-Flächen bei Peak um 881/cm): (Netto-Flächen bei Peak um 1273/cm). Im Mittel pro Potenz inkl. Standardabweichungen. Unterbrochene Kurve = Mit Dreieckfenster 20× geglätteter Polygonzug dessen Stützstellen die Mittelwerte sind. [Aus 27]

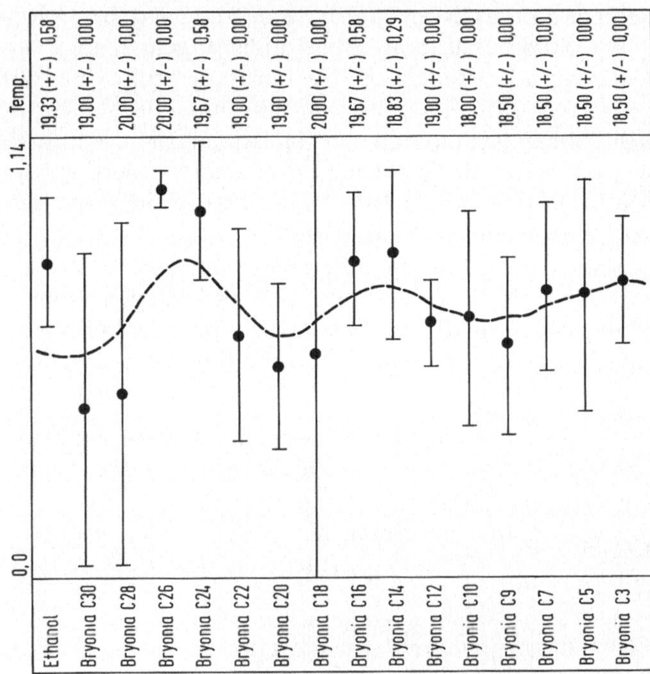

Abb. 7. Quotienten (Peakhöhe bei 881/cm): (Peakhöhe bei 1092/cm) Unterbrochene Kurve = Mit Dreieckfenster 20× geglätteter Polygonzug dessen Stützstellen die Mittelwerte sind. [Aus 27]

V. NMR-Spektren von *Sulfur*-Potenzen

V. A. Vorüberlegungen

In einer 1986 durchgeführten Pilotstudie war untersucht worden, ob sich, wie man nach [24, 25, 28] annehmen konnte, die NMR-Spektren verschiedener ausgewählter Sulfur-Potenzen voneinander in den Orten der Peaks, in den Flächen unter den Peaks und evtl. in den Kopplungskonstanten unterscheiden. Das Ergebnis war negativ. Sowohl in der Pilotstudie als auch in zwei kleineren Paralleluntersuchungen mit anderen Probenchargen trat aber stets der Effekt auf, daß die relativen Peakintensitäten und damit bei gleichen Flächen auch die Form der Peaks systematisch den Potenzen zugeordnet werden konnten [s. 27]. Eine Hauptstudie sollte deshalb 1988 feststellen, mit welcher Wahrscheinlichkeit relative Peakintensitäten bei NMR-Spektren zweier ausgewählter homöopathischer Sulfur-Potenzen sich von denjenigen des Lösungsmittels unterscheiden. Unterschieden werden sollten die Mittelwerte. Ein chemisch-kausaler Zusammenhang sollte bei der Studie nicht herausgearbeitet werden; interessant war nur die Untersuchung der statistisch einwandfreien Unterscheidbarkeit, wobei aufgrund der Pilotstudie noch nicht entschieden werden konnte, ob es sich auch um eine gerichtete Unterscheidung handeln würde. Deshalb wurde die statistisch *zweiseitige* Fragestellung gewählt, d. h. es wurde nur versucht, die Frage nach *gleich* oder *ungleich* zu beantworten. Zu bemerken ist noch, daß Schwefelblüte, die Ursubstanz, keine ^{1}H-Protonenresonanz hat, es sich somit in keinem Fall um Konzentrationsmessungen gehandelt haben kann.

Die Studie wurde als Blindstudie angelegt, und es wurde vorher festgelegt, daß alle Proben zur Nachprüfung und eventuellen Elimination interprobieller Variabilitäten mehr als einmal vermessen werden sollten. Natürlich sollte die Stabilität der Meßapparatur dokumentierbar sein. Als auswertbar sollte ein Spektrum bezeichnet werden, wenn es genau 3 Peaks der Methylgruppe, genau 4 Peaks der Methylengruppe und genau je einen Peak von Wasser und OH aufweist.

Nach den Erfahrungen der Pilotstudie war es nur sinnvoll, bei den relativen Intensitäten der einzelnen Peak-Gruppen einen statistischen Test auf Unterscheidung der Proben anzustreben. Die relativen Intensitäten Q1, Q2 und Q3 sind dabei definiert als die folgenden Quotienten:

$$Q1 = \frac{(\text{Summe der Intensitäten der beiden größten Metyhlen-Peaks})/2}{\text{Intensität des Wasserpeaks}}$$

$$Q2 = \frac{(\text{Summe der Intensitäten der beiden größten Metyhlen-Peaks})/2}{\text{Intensität des Wasserpeaks}}$$

$$Q3 = \frac{\text{Intensität des Wasserpeaks}}{\text{Intensität des OH-Peaks}}$$

Für jede der drei Größen Q1, Q2 und Q3 war im Pilotprojekt beim Lösungsmittel Äthanol 87%, bei *Sulfur* D13 und bei *Sulfur* D23, den zu testenden
Potenzen, eine annähernde Gleichheit der Streuung um den Mittelwert
festgestellt worden. Da die Streuung δ der Werte um den Mittelwert ungefähr gleich dem Abstand Δ der Mittelwerte war und darüber hinaus gegen
die Annahme der Normalverteilung der Quotienten um den jeweiligen Mittelwert nichts einzuwenden war, ergab sich aufgrund der Formel [s. z. B. 22,
p. 198]

$$N = 2 \cdot (z_\alpha + z_\beta)^2 \cdot \left[(\tfrac{\delta}{\Delta})^2\right], \quad z_\alpha = 1.96, \ z_\beta = 1.282$$

eine Mindestgruppengröße von $N = 21$ bei Festlegung der Fehler 1. Art und
2. Art zu 5% und 10%. Zusammen mit der, nach den Erfahrungen des
Pilotprojekts, realistisch geschätzten Ausfallrate von 50% und der Notwendigkeit, Proben mehrere Male zu vermessen, ergaben sich je 63 notwendige
Messungen mit dem Lösungsmittel, *Sulfur* D13 und *Sulfur* D23.

V. B. Probengut und Meßablauf

Zur Vermeidung von Inhomogenitäten des Probenguts wurden eigens *Sulfur*-Potenzen D13 und D23 in Äthanol 87.6% aus einer von der Urtinktur
ausgehenden Reihe von Potenzen angefertigt. Es wurde wie auch bei den
Pilotstudien darauf geachtet, daß die zur Potenzierung notwendigen Pipet-
tiermengen auch tatsächlich bereit gestellt werden konnten. Nach der Herstellung der Potenzen wurden die erforderlichen Probenmengen in dafür
vorgesehenen NMR-Röhrchen eingefüllt, welche ihrerseits vorher mit Stick-
stoff begast worden waren. Die Röhrchen wurden danach zugeschmolzen
und verschlüsselt.

Die Messungen wurden, wie schon bei der Pilotstudie, am Chemischen
Institut der Tierärztlichen Hochschule Hannover an einem 300 MHz-Gerät
durchgeführt. Der Experimentator erhielt durchlaufend numerierte Röhrchen zur Vermessung, die jeweils nach einmaliger Messung zurückgesandt
wurden. Vor Beginn der ersten Meßserie wurden außerdem 2 Proben mit
der Bezeichnung „Lösungsmittel" übersandt, von denen eine jeweils zu
Anfang und zum Schluß jeder Meßreihe zur Kontrolle der Apparatur vermessen werden sollte. Um nicht die Meßergebnisse grundsätzlich von vornherein durch Zugabe einer Eichsubstanz zu verfälschen, wurde folgender
Weg eingeschlagen: Im Vorversuch wurde eine Mischung aus 87% Äthanol
und 13% Wasser angesetzt. Vor der Messung wurde mit einer Probe aus
$CDCl_3$/TMS eingelockt und der Field-Wert eingestellt. Für die Messung
wurden Lock und Sweep ausgeschaltet. Der Field-Wert wurde nicht verändert. Nach der Messung wurde wieder die $CDCl_3$/TMS-Probe in den Magne-
ten gegeben. Das Gerät lockte sofort wieder ein. Nun wurde der Äthanol/
Wasser-Probe TMS zugesetzt. Die Meßfolge wurde wiederholt. Daraus
ergab sich die Lage des mittleren Peaks der Methylgruppe zu 1.186 ppm.
Dieser Wert wurde in allen folgenden Messungen zugrunde gelegt. Alle
Messungen wurden mit nur einem Scan durchgeführt, nachdem gesichert

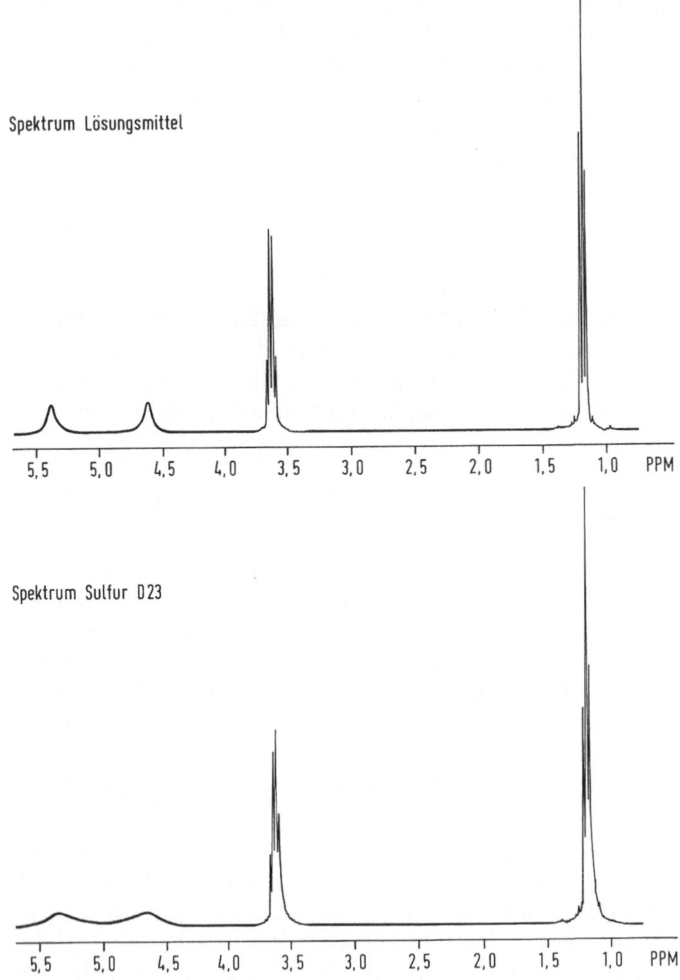

Abb. 8. Zwei Beispiele von NMR-Spektren aus der Hauptstudie. oben: Lösungsmittel, unten: Sulfur D23

worden war, daß sich durch 8 bzw. 16 Scans weder eine weitergehende Grundlinienstabilisierung noch ein Glättungseffekt ergibt. Die Probentemperatur wurde mit einem Wasserbad bis unmittelbar vor Beginn der Messung auf 20 Grad Celsius gehalten.

V. C. Resultate

Nach Erstellung der Spektren Nr. 1 bis Nr. 129 waren bereits genügend viele Proben zweimal vermessen worden, um etwaige interprobielle Variabilitäten zu extrahieren und den t-Test anzuwenden. Abbildung 9 zeigt als Beispiel zwei Spektren, bei denen der Unterschied der relativen Intensitäten bei Sulfur D23 und Lösungsmittel extrem auffällig ist.

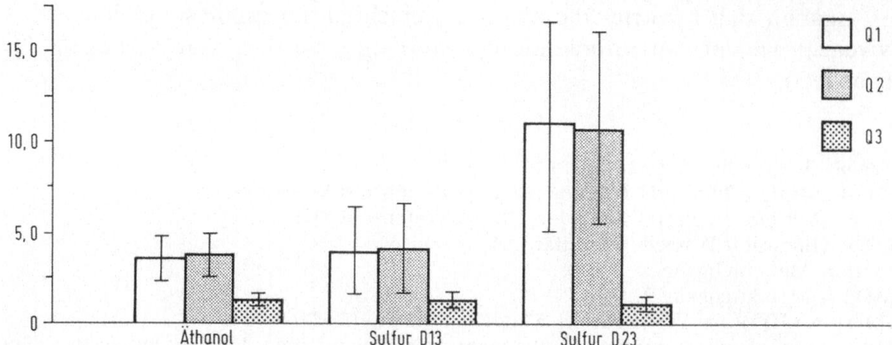

Abb. 9. Quotienten Q1, Q2 und Q3. Aufgetragen sind als Balken die Mittelwerte.

Wie schon nach der Pilotstudie zu erwarten war, ergaben sich bei den Parametern Kopplungskonstante, Ort der Peaks und Fläche unter den Peaks kein Unterschied zwischen den Probenarten. Ebenso waren diese Parameter bei den Kontrollmessungen konsistent zu denen der übrigen Messungen. Zu bemerken ist, daß sich bei den Flächen unter den Peakgruppen aller Spektren keine ganzzahligen Größenverhältnisse einstellten, was auf freie OH-Anteile schließen läßt.

Aus Abbildung 9 geht hervor, daß bei den relativen Intensität Q1 und Q2 gravierende Unterschiede zwischen Lösungsmittel und Sulfur D23 bestanden. Unterschiede zwischen Lösungsmittel und Sulfur D13 sind zwar vorhanden, aber nicht gravierend.

Rechnerisch fiel auf, daß trotz erheblicher Streuungen innerhalb der Quotienten bei den Sulfur D23 Proben die Mediane nahezu den Mittelwerten glichen, was wegen der hinreichend großen Anzahl von Spektren zeigt, daß die Unterschiede in der Grafik nicht aufgrund einzelner Ausreißer zustande kamen.

Zum teststatistischen Nachweis einer möglichen Unterschiedlichkeit war die Studie auf die Anwendung des doppelten t-Tests hin angelegt worden. Zur Berechnung der Testgröße t wird dabei bei gleicher Samplegröße N der beiden Stichproben zum Vergleich der beiden Stichproben bei verschiedenen Varianzen die Formel [so z. B. 22, p. 214]

$$t = \frac{|\bar{x}_1 - \bar{x}_2|}{\sqrt{\dfrac{\sigma_1{}^2 + \sigma_2{}^2}{N}}}$$

angewandt. Die Anzahl der Freiheitsgrade berechnet sich nach

$$FG = N{-}1 + \frac{2\,N - 2}{\sigma_1{}^2/\sigma_2{}^2 + \sigma_2{}^2/\sigma_1{}^2}$$

Es ergaben sich t-Werte, die einen Unterschied auf mindestens dem 95%-
Niveau, wie er im Studiendesign verlangt worden war, belegen (s.
Tabelle 3).

Tabelle 3. Errechnete Testgrößten t:
Q1 = (Mittlere Intensität Methylen-Gruppe)/Intensität Wasser
Q2 = (Mittlere Intensität Methylen-Gruppe)/Intensität OH
Q3 = (Intensität Wasser)/Intensität OH
MD1 = Meßdurchgang 1
MD2 = Meßdurchgang 2
(MD1 + MD2)/2 = Probenweises Mittel aus MD1 und MD2
Die mit (*) gekennzeichneten t-Größen markieren einen Unterschied auf mindestens dem
95%-Niveau.

	Testsubstanzen	t-Wert	Freiheitsgrade·
Q1: MD1	EtOH – D13	0.46	28
	EtOH – D23	5.81 (*)	22
	D13 – D23	5.14 (*)	29
Q1: MD2	EtOH – D13	0.37	27
	EtOH – D23	5.92 (*)	22
	D13 – D23	5.31 (*)	28
Q1: (MD1+MD2)/2	EtOH – D13	0.43	27
	EtOH – D23	5.94 (*)	22
	D13 – D23	5.28 (*)	28
Q2: MD1	EtOH – D13	0.40	29
	EtOH – D23	5.73 (*)	22
	D13 – D23	5.06 (*)	30
Q2: MD2	EtOH – D13	0.35	28
	EtOH – D23	5.98 (*)	22
	D13 – D23	5.38 (*)	28
Q2: (MD1+MD2)/2	EtOH – D13	0.68	28
	EtOH – D23	6.07 (*)	22
	D13 – D23	5.28 (*)	29
Q3: MD1	EtOH – D13	0.00	32
	EtOH – D23	9.72 (*)	40
	D13 – D23	6.82 (*)	32
Q3: MD2	EtOH – D13	0.00	40
	EtOH – D23	6.15 (*)	29
	D13 – D23	5.69 (*)	28
Q3: (MD1+MD2)/2	EtOH – D13	0.41	40
	EtOH – D23	6.66 (*)	29
	D13 – D23	7.17 (*)	29

VI. Bewertung

Es ist nun die Frage, welchen Stellenwert die Ergebnisse der durchgeführten Studien bei der Suche nach einem Modell für den therapeutisch aktiven Anteil homöopathischer Potenzen haben. Zu ihrer Beantwortung darf man nicht den Fehler machen, den im gegenwärtigen Forschungsstadium gezwungenermaßen explorativen Charakter der Studien für kontemplativ auszugeben. Es ging um die Sicherung von Anhaltspunkten für die künftige Modellbildung und nicht um den Beweis der Allgemeingültigkeit an sich unverstandener Resultate. Dieser steht selbstverständlich noch aus.

Zu bewerten sind die Ergebnisse unter zwei Gesichtspunkten. Erstens muß entschieden werden, welche Versuchsergebnisse homöopathische Potenzen vom Lösungsmittel signifikant genug unterscheiden, um mit realistischen Erfolgsaussichten auf ihre *Allgemeingültigkeit* hin überprüft zu werden. Zweitens muß darüber nachgedacht werden, bei welchen Studien die physikalischen Grundlagen der Meßmethodik selbst geeignet sind, die Ergebnisse innerhalb vorstellbarer sinnvoller Erweiterungen eines gültigen Modells zu verstehen. Genau genommen kommt nämlich der Zweifel an der Gültigkeit der nachgeprüften Versuchsergebnisse nicht daher, daß die Ergebnisse schon viele Male praktisch im Detail falsifiziert worden sind und daß auch nachweislich kein Modell existiert, sondern daher, daß im Vorfeld korrekterweise mit Grundtatsachen aus der Chemie argumentiert wird und Experimente deswegen meistens erst gar nicht zustande kommen. Der physikalische Hintergrund der Meßmethode wird dabei nicht einbezogen, für eine Erweiterung der physikalischen Modellvorstellung gibt es keinen Anlaß.

Am wenigsten geeignet für eine weitere Überprüfung zur Modelltauglichkeit sind die Versuche von Kumar und Jussal [12] zur Oberflächenspannung mit der Kapillarmethode von Nat.mur.-Potenzen. Die erhaltbaren Daten sind zu grob, zu viele Fehlerquellen sind denkbar. Noch nicht einmal die ursprüngliche Hypothese der Autoren konnte, aufgrund zu großer Ungenauigkeiten durch Temperaturschwankungen, untersucht werden.

Auch haben sich die Ergebnisse von Luu (s. Abbildung 4) nicht eigentlich als richtig herausgestellt. Dies ist aber in der Arbeit selbst begründet. Die

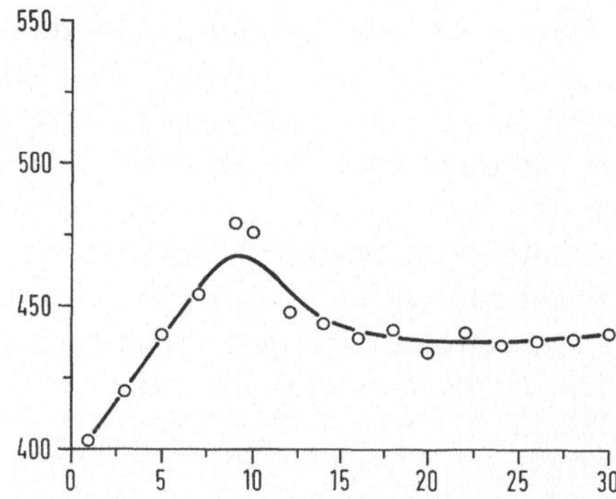

Abb. 10. Datenpunkte aus Abbildung 4 mit kubischem Spline verbunden und 2 × mit Dreieckfenster geglättet, Randbehandlung links = lineare Fortsetzung.

Kurve in Abbildung 4 ist offensichtlich per Hand gezeichnet und stellt sich bei näherer Untersuchung als ziemlich subjektiv heraus. Wenn man nämlich die Datenpunkte in der gleichen Skala aufträgt, dann z. B. einen kubischen Spline anlegt und diesen leicht nachglättet (s. Abbildung 10), so erhält man, abgesehen von den Ausreißern im Mittelteil der Kurve, oberhalb der C12 nahezu eine Gerade mit Steigung Null, was ja gegen die Ergebnisse von Luu spräche.

Umso erstaunlicher war, daß in der subtileren Datenbetrachtung Strukturen vorzufinden waren, die bei einigen Potenzen auf zeitlich stabile Anregungszustände innerhalb eines bestimmten Temperaturbereichs hindeuteten. Natürlich handelt es sich bei den Ergebnissen nicht um allgemeingültige Resultate. Der Nachweis der Allgemeingültigkeit muß Gegenstand größerer Studien sein, welche auch die Abhängigkeit der Ergebnisse von den experimentellen Parametern (Temperatur, Lösungsmittel, etc.) einzubeziehen hätten.

Hinsichtlich ihrer Modellträchtigkeit geben die Resultate, unter der Voraussetzung, daß sie sich bestätigen lassen, Hinweise darauf, daß sich durch den Potenzierungsvorgang die Geometrie eines Teils der Lösungsmittelmoleküle systematisch verändert hat, das physikalische System „Byronia C-Potenz in einer Glasflasche" also durch Zuführung mechanischer Energie von einer metastabilen Potentialmulde in eine andere metastabile übergegangen ist. Die potenzabhängige Systematik, mit der das zu registrieren war, läßt, nach zu erbringender experimenteller Bestätigung, die Hypothese von Attraktoren im Phasenraum der Molekülgesamtheit als denkbar erscheinen.

Auch die sehr signifikanten Resultate zu den relativen Intensitäten der NMR-Spektren von *Sulfur*-Potenzen können nicht darüber hinwegtäuschen, daß Peakhöhen in der NMR-Spektroskopie keine sehr zuverlässigen Parameter sind. Zum einen können sie durch Auflösungseffekte verfälscht werden, zum anderen können sich hinter ihnen Kopplungen verbergen. Es geht deshalb, neben der zweifelsfrei angezeigten Überprüfung auf Allgemeingültigkeit der Resultate, vor allem darum, die Bedeutung von relativen Intensitäten innerhalb eines Modells zu verstehen.

Unabhängig davon ist die mehrmalige Bestätigung des Unterschieds der relativen Intensitäten Q1 und Q2 bei Lösungsmittel und *Sulfur* D23 ein Hinweis darauf, daß bei der Modellbildung die stabilen Zustände der Geometrie des Äthanol-Wasser-Gemisches auf Mehrdeutigkeiten hin untersucht werden sollten. Auch dies führt wieder auf den Gedanken möglicher Attraktoren im Phasenraum der Molekülgesamtheit des Arzneivolumens.

Appendix A: NMR-Spektroskopie [s. z. B. 4, 10, 19, 20]
In Abbildung 11 [s. a. 20] ist der prinzipielle Aufbau eines Kerninduktionsspektrometers für Messungen nach der Methode von Bloch dargestellt.
Die Probe befindet sich dabei in einem homogenen Magnetfeld mit einer Feldstärke von in unserem Falle 70 000 Gauß und kann innerhalb des Magnetfeldes mit elektromagnetischer Strahlung eines Hochfrequenzfeldes

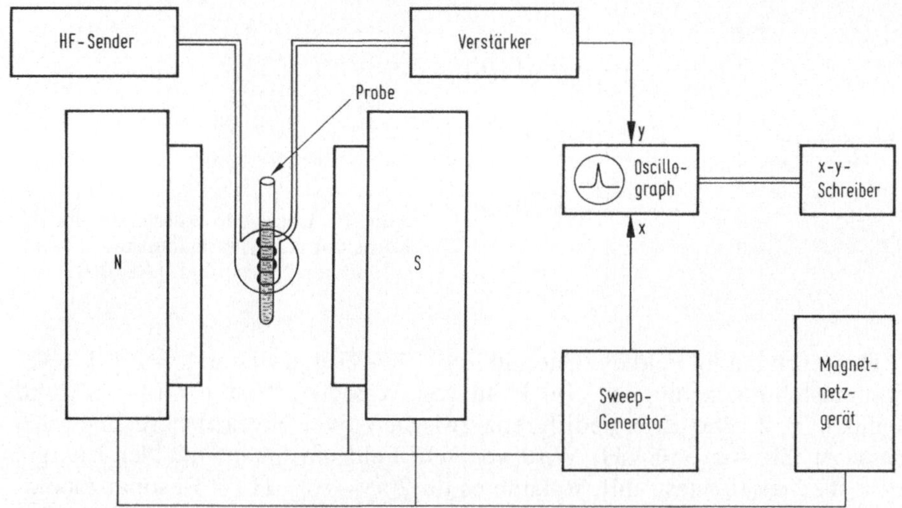

Abb. 11. Prinzip eines Kerninduktionsspektrometers nach Bloch. [Aus 19]

beschickt werden. Bei der Messung wird die Probe durch einen Hochfrequenzpuls angeregt, der alle Frequenzen des Bereichs möglicher Verschiebungen beinhaltet. Die Magnetisierung der Probe in Richtung des Magnetfeldes wird durch den Puls reduziert, und in der Empfängerspule wird, wegen der dadurch aufgebauten Quermagnetisierung, eine Spannung induziert, die nach Abschalten des HF-Senders entsprechend der Relaxationszeit der vorhandenen Kerne abklingt. Die registrierten Spannungen werden verstärkt, digitalisiert und in den ppm-Bereich transformiert.

Die physikalischen Hintergründe der NMR-Spektroskopie können wie folgt zusammengefaßt werden. Der Drehimpuls (oder Spin) $\vec{J}$ von Elektron, Neutron und Proton beträgt immer genau $h/4\pi = 0.5 \cdot \hbar$. Der Gesamtspin von Atomkernen und Atomen setzt sich aus zwei Komponenten zusammen. Die erste Komponente sind die Eigendrehimpulse der Teilchen, resultierend aus deren Drehung um ihren eigenen Schwerpunkt. Die zweite Komponente sind die Bahndrehimpulse, resultierend aus der Rotation der Teilchen um den Schwerpunkt des Systems. Jeder Spin und jeder Bahndrehimpuls ist ein ganzzahliges Vielfaches von $\hbar/2$.

Elektron, Neutron und Proton besitzen außerdem magnetische Dipolmomente. Drehimpulsvektor $\vec{J}$ und Dipolmomentenvektor $\vec{\mu}$, stehen für jede Teilchenart in einem starren Verhältnis zueinander, $\vec{\mu} = \gamma \cdot \vec{J}$. γ heißt das gyromagnetische Verhältnis. Nach den Gesetzen der Quantenmechanik können Drehimpulse von Atomen und Atomkernen nur diskrete Werte annehmen.

Wird ein Kern mit magnetischem Moment $\vec{\mu} = \gamma \cdot \vec{J}$ in ein Magnetfeld $\vec{H}$ (0,0,H) eingebracht, so wird die Spinentartung der Grundniveaus aufgehoben (s. Abbildung 12).

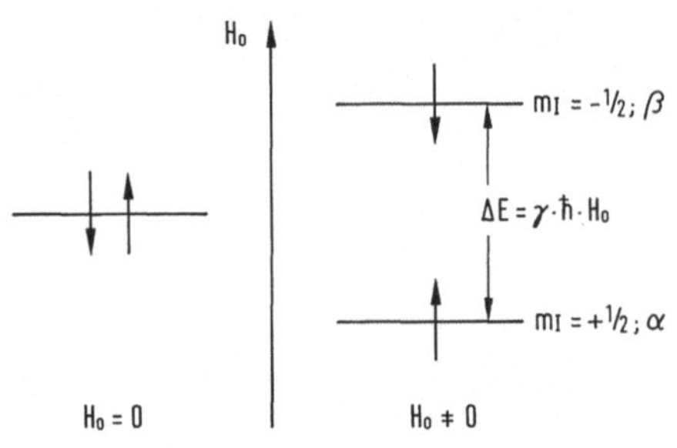

Abb. 12. Energieniveauschema eines Kerns mit Kernspinquantenzahl $I = 1/2$ im äußeren Magnetfeld. [Aus 19]

Der Kern hat im Feld die Energie $E = - \vec{\mu} \cdot \vec{H}$ und es sind $k = 2 \mid \vec{J} \mid + 1$ Spineinstellungen möglich. Im Falle von Wasserstoff ist $\mid \vec{J} \mid = 1/2$ und somit $k = 2$. Die Energiedifferenz zwischen zwei Niveaus berechnet sich dann zu $\Delta E = \gamma \cdot \hbar \cdot H$. Wird vom HF-Feld ein Quant mit der Energie $E = \hbar \cdot 2 \pi \nu_0$ eingestrahlt, so kann es für $2 \pi \nu_0 = \gamma \cdot H$ (= Resonanzbedingung) von einem Energieniveau absorbiert werden.

Da in der Praxis aber auch die in der Umgebung des Kerns befindlichen Elektronen der Atome und Moleküle mit dem Magnetfeld $\vec{H}$ wechselwirken, wird am Ort des Kerns ein Zusatzfeld induziert, das sich dem äußeren Magnetfeld überlagert und zu einer diamagnetischen Abschirmung führt. Effektiv wirkt also am Kernort ein Magnetfeld $\vec{H}_{eff.} = \vec{H} - \vec{H}_{ind.} = \vec{H} (1 - \sigma)$ ein, und die Resonanzbedingung verändert sich zu $2\pi\nu_0 = (1 - \sigma) \cdot H$. Die Größe σ heißt chemische Verschiebung. Sie ist für die unterschiedlichen Gruppen eines Moleküls charakteristisch und ermöglicht es, ein bestimmtes Isotop bezüglich seiner Umgebung im Molekül zu erkennen. Allgemeiner definiert man die chemische Verschiebung relativ zu einem Standard in Einheiten ppm $10^6 \, \delta = \sigma_{Standard} - \sigma_{Substanz}$.

Wenn in einem Molekül mehrere Kerne mit magnetischem Moment vorhanden sind, so koppeln diese außerdem untereinander. Die Kopplung geschieht über die Elektronen der chemischen Verbindung und heißt Spin-Spin-Kopplung. Sie ist dafür verantwortlich, daß sich Resonanzlinien in Multipletts aufspalten. Die Energie der Spin-Spin-Wechselwirkung ist proportional zum Skalarprodukt der beteiligten Kernspins. Der Proportionalitätsfaktor heißt Kopplungskonstante.

In einer Probe befindet sich aber nicht nur ein isolierter Kern. Eine Näherungsrechnung [s. a. 20] zeigt für den Fall von Spin 1/2, daß sich in einem 10k Gauß-Feld bei Raumtemperatur von 2 Mill. Kernen gerade 7 Stück mehr auf dem energetisch stabileren Niveau +1/2 befinden. Für große Kernzahlen führt diese ungleiche Verteilung der Spins zu einem makroskopischen magnetischen Moment $\vec{M}$ in Feldrichtung. Die Auslenkung dieses Moments in y-Richtung durch das einwirkende HF-Feld ist dann der Auslöser für die registrierte Induktionsspannung am Verstärker.

Appendix B: Oberflächenspannung [s. z. B. 4, 10, 19]

Die Oberflächenspannung einer Flüssigkeit ist diejenige Kraft, die der Vergrößerung der Flüssigkeitsoberfläche entgegenwirkt. Sie beruht darauf, daß die Moleküle einer Flüssigkeit durch die zwischenmolekularen Wechselwirkungen eine nach innen gerichtete Anziehungskraft erfahren. Die Oberflächenspannung wird anschaulich auf folgende Weise definiert (s. Abbildung 13).

Um eine zwischen einem Drahtbügel befindliche Flüssigkeitslamelle zu vergrößern, ist eine Kraft notwendig, die der doppelten Länge L des Drahtbügels proportional ist. Der Proportionalitätsfaktor s in der Gleichung $F = s \cdot 2 \cdot L$ wird als die Oberflächenspannung bezeichnet. Der Faktor 2 kommt von der Zweiseitigkeit der Lamelle her (Hinterseite und Vorderseite). Wenn man in Abbildung 13 den beweglichen Teil des Drahtbügels um eine Strecke dx verschieben will, muß man dazu die Arbeit $F \cdot dx = s \cdot 2 \cdot L \cdot dx$ aufwenden. Da $2 \cdot L \cdot dx$ die neu entstehende zusätzliche Oberfläche ist, ist $s = (F \cdot dx)/(2Ldx)$. Also ist die Oberflächenspannung identisch mit der pro Oberflächeneinheit aufzuwendenden Arbeit, um diese Oberfläche herzustellen. Die Oberfläche wird damit durch einen bestimmten Energieinhalt repräsentiert. Das Prinzip der Messung der Oberflächenspannung kann man

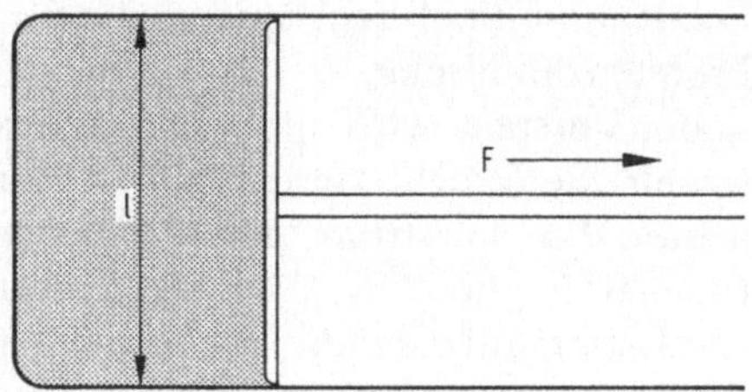

Abb. 13. Definition der Oberflächenspannung. [Aus 4]

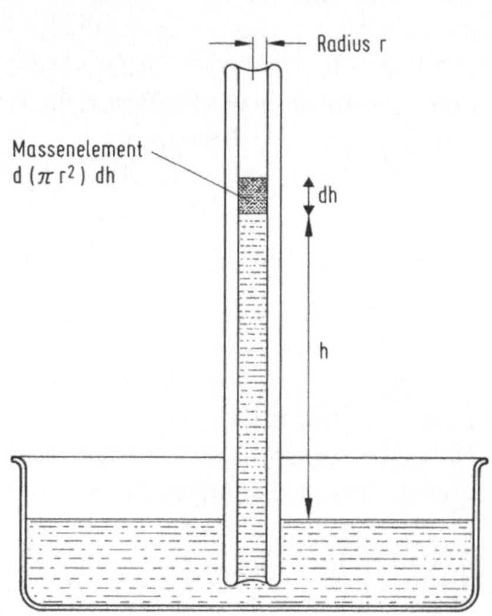

Abb. 14. Zur Ableitung des Kapillaranstieges. [Aus 4]

sich gut an Hand der Kapillarmethode klarmachen. Dabei muß man zwischen glasbenetzenden und nicht glasbenetzenden Flüssigkeiten unterscheiden. Abbildung 14 zeigt einen Behälter mit glasbenetzender Flüssigkeit in den eine Kapillare getaucht ist.

Die Oberflächenspannung der Flüssigkeit soll bestimmt werden. Durch das Eintauchen der Kapillare vergrößert sich die Flüssigkeitsoberfläche. Die Flüssigkeit wirkt dem entgegen, indem sie entgegen der Gravitation in der Kapillare hochsteigt und im erreichten Gleichgewicht eine Säule mit konkaver Oberfläche bildet. Aus den Daten in Abbildung 14 läßt sich dann die Oberflächenspannung s als Funktion der Steighöhe berechnen zu s = $0.5 \cdot (r \cdot g \cdot d \cdot h)$, wobei r der lichte Radius der Kapillare ist, g die Erdbeschleunigung, d die Dichte der betreffenden Flüssigkeit und h die Steighöhe. Bei nicht glasbenetzenden Flüssigkeiten, z. B. Quecksilber, tritt der gegenteilige Effekt auf.

Appendix C: Raman-Spektroskopie [s. z. B. 4, 10, 19, 20]
Im Unterschied zu NMR-Spektren, bei denen eine Molekülanregung durch Übereinstimmung mit einer eingestrahlten Hochfrequenz erreicht wird, beruht die Raman-Spektroskopie auf einem Streueffekt. Streueffekte ihrerseits werden in solche mit und solche ohne Frequenzänderung unterteilt. Die Raman-Spektroskopie ist die für die Praxis wichtigste Streumethode mit Frequenzänderung.

Im Versuch wird monochromatisches Licht auf ein Probenrohr eingestrahlt. Senkrecht zur Einfallsrichtung wird die spektrale Zerlegung beobachtet. Im Spektrum treten dabei neben den Linien der Erregerstrahlung (dem Raleighanteil), die ohne Frequenzänderung gestreut wurde, noch solche Linien auf, die um fest vorhersagbare Frequenzbeträge gegen die Linien der Erregerstrahlung verschoben sind. Diese Linien rühren aus Anregungen von Schwingungs- und Rotationszuständen der Moleküle der Probe her, es handelt sich um eine inelastische Lichtstreuung an Molekülen.

Klassisch wird der inelastische Streuprozeß dadurch beschrieben, daß man annimmt, daß die Polarisierbarkeit $\vec{p}$ des Moleküls durch die Molekülschwingung der Frequenz ν_M moduliert wird. Die Zeitabhängigkeit des induzierten Dipols wird dann durch folgende Gleichung ausgedrückt:

$$\vec{p} = \alpha_0 \cdot \vec{E}_0 \cdot \cos(2\pi\nu_0 t) + \tfrac{1}{2}\alpha_M \vec{E}_0 \{ \cos 2\pi (\nu_0 + \nu_M)t + \cos 2\pi (\nu_0 - \nu_M)t \}$$

$$\text{I.} \qquad\qquad\qquad\qquad \text{II.}$$

Der erste Summand (= I.) der rechten Seite dieser Gleichung beschreibt die Raleighstreuung, der zweite Summand (= II.) führt zu einer um die Frequenz $\pm \nu_M$ verschobenen Streustrahlung. Streulicht, das um den positiven Betrag (d. i. nach rechts) in der Frequenz verschoben ist, erzeugt sogenannte Antistokes-Linien, Streulicht, das nach links verschoben ist, erzeugt sogenannte Stokes-Linien (s. Abbildung 15).

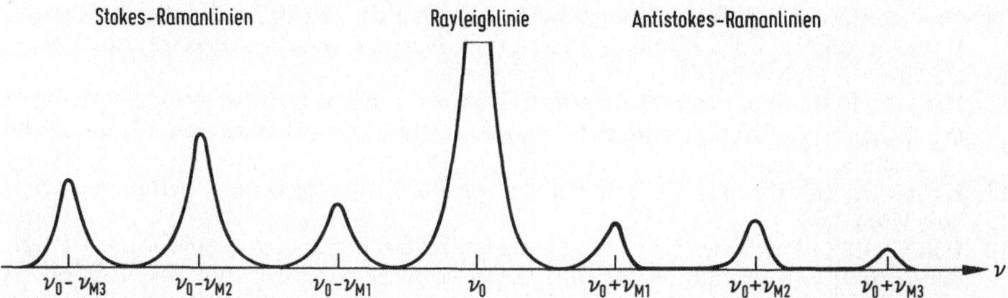

Abb. 15. Idealisiertes Ramanspektrum eines einfachen Moleküls mit drei ramanaktiven Schwingungen. Die Intensität der Rayleighlinie ist ungefähr 10^5mal größer als die der Ramanlinien. [Aus 19]

Die einzelnen Raman-Linien eines Moleküls bilden dessen charakteristisches Spektrum. Die Frequenz ν_M einer Molekülschwingung hängt nicht nur von der Masse der dabei beteiligten Atome und der Stärke ihrer Bindung ab, sondern auch von der gegenseitigen Anordnung der Atome. Somit repräsentieren die Schwingungsfrequenzen eines Moleküls auch dessen räumliche Struktur.

Die Wahrscheinlichkeit dafür, daß eine Molekülschwingung der Frequenz thermisch angeregt ist, beträgt exp $(-\hbar\nu_M/kT)$, wobei h die Planck'sche und k die Boltzmann'sche Konstante sowie T die absolute Temperatur bedeuten. Die Zahl der angeregten Moleküle ist deshalb sehr klein. Für 1000/cm liegt die Anregungswahrscheinlichkeit bei Zimmertemperatur bei ca. 0,008. Die Intensität der Antistokes-Linien ist deshalb immer viel kleiner als die der Stokes-Linien. Bei Raman-Experimenten sind daher meistens nur die Stokes-Linien von Bedeutung.

Eine befriedigende Beschreibung der Entstehung von Raman-Linien im Spektrum ist nur quantenmechanisch möglich. Sie soll hier nicht durchgeführt werden.

Literatur

1. Bardet L, Luu C, Luu DV (1975) Etude des Dilutions Homéopathiques par effet Raman-Laser, Travaux de la Société de Pharmacie de Montpellier, 35 (4)
2. Barnard GO (1965) Microdose Paradox – A New Concept, J Amer Inst Hom. 58
3. Barnard GO, Stephenson JH (1967) Microdose Paradox: A new Biophysical Concept, J Amer Inst Hom 60
4. Barrow GM (1980) Physikalische Chemie (bearb. v. GW Herzog), Vieweg
5. Bergholz W (1985) Homoeopathic Dilutions – High Potencies. A Physicist's Dilemma, Brit Hom Res Group Communications No. 13, Febr.
6. Boiron J, Luu C (1981)Structure de l'eau avec de mécanisme d'action du médicament homéopathique, Ann Hom Fr, Vol 23
7. Brucato A, Stephenson J (1966) Dielectric Strength testing of Homoeopathic Dilutions of HgCl, J Amer Inst Hom 59
8. Callinan P (1985) The mechanism of action of homoeopathic remedies – towards a definitive model. Section C: Mode of action. Reproduced in J Complementary Med, 1

 9. Gay A, Boiron J (1953) Démonstration Physique de l'Existence Réelle du Remède Homéopathique, Edit. Des Lab. PHR Lyon, Depot Legale 2e trimestre, no. 578.
10. Gerthsen C (1966) Physik, 9. Aufl. Springer
11. King G (1988) Experimental Investigations for the Purpose of Scientifical Proving of the Efficacy of Homoeopathic Preparations, Inaugural-Dissertation, Tierärztliche Hochschule Hannover
12. Kumar A, Jussal R (1979) A hypothesis on the nature of homoeopathic potencies, Brit Hom J 68
13. Luu C (1976) Etude des Dilutions Homéopathiques par Spectroscopie Raman-Laser, édité par: Les Laboratoires Boiron, Dépôt légal 2e trimestre, no. 841, Editions et Imprimeries du Sud-Est, Lyon
14. Luu C, Luu DV (1985/86) Hypothèse de Structure du Médicament homéopathique, Manuskript aus dem Institut Mediterranéen de Documentation, D'Enseignement et de rechèrche sur les plantes médicinales.
15. Luu C, Luu DV, Boiron J (1981) Modèle de Structure pour l'eau liquide: Déconvolution de la bande Raman v (OH), Travaux de la Société de Pharmacie de Montpellier, 41
16. Luu C, Luu DV, Rull F, Sopron F (1982) Etude par effet Raman de la perturbation structurale de l'eau liquide par une substance etrangère, J Mol Struct 81
17. Luu C, Luu DV (1975) Etude des dilutions homéopathiques par effet Raman-Laser, Ann Hom Fr, 17
18. Luu C, Luu DV (1985) L'eau et le médicament homéopathique, Vortrag Ligatagung Lyon
19. Moore WJ, Hummel DO (1973) Physikalische Chemie, DeGruyter
20. Paul, H-H, Penka V, Lohmann W (1982) Kernresonanzspektroskopie, und Brunner H, Dransfeld K: Lichtstreuung an Makromolekülen, in: Hoppe W, Lohmann W, Markl H, Ziegler H (Edts.): Biophysik, 2. Auflage, Springer
21. Rawson DS (1974) Modern Scientific Concepts in Homoeopathic Research, J Amer Inst Hom 67
22. Sachs L (1984) Angewandte Statistik, 6. Aufl., Springer
23. Scofield AM (1984) Experimental research in homoeopathy – a critical review, Brit Hom J 73
24. Smith RB, Boericke GW (1966) Modern Instrumentation for the Evaluation of Homoeopathic Drug Structure, J Amer Inst Hom 14
25. Smith RB, Boericke GW (1968) Changes caused by Succussion on NRM patterns and Bioassay of Bradykinin Triacetate Succussions and Dilutions, J Amer Inst Hom 16
26. Stephenson J (1955) A Revue of Investigations into the Action of Substances in Dilutions Greater than 1×10^{-24}, J Amer Inst Hom 48
27. Weingärtner O (1988) Homöopathie verstehen – Versuch eines naturwissenschaftlichen Zugangs, therapeutikon, 5
28. Young TM (1975) Nuclear Magnetic Resonnance Studies of Succussed Solutions, A Preliminary Report, J Amer Inst Hom 68

Immunmodulation am Beispiel der Cupressacee „Thuja occidentalis L."

S. H. Gohla, H.-D. Haubeck, S. Schrum, H. Soltau und R.-D. Neth

Zusammenfassung

Das Immunsystem ist das wichtigste Abwehrsystem des Körpers. In der Vergangenheit hat es deshalb zahlreiche Versuche gegeben, über eine Beeinflussung des Immunsystems, im Sinne einer Immunmodulation, die Abwehr gegen Infektionen und Tumoren zu verbessern. In der überwiegenden Zahl der Fälle erfolgten diese Versuche auf rein empirischer Basis, d. h. ohne eine ausreichende wissenschaftliche Absicherung. Ein wichtiger Grund hierfür ist die Tatsache, daß erst in den letzten 10–15 Jahren, als Ergebnis intensiver Grundlagenforschung, wesentliche Kenntnisse über Funktion, Aufbau und Regulation des Immunsystems gewonnen wurden. Aufgrund der erheblichen Komplexität des Immunsystems sind aber auch zum jetzigen Zeitpunkt viele Mechanismen der Immunregulation noch nicht restlos geklärt. Für eine gezielte Beeinflussung des Immunsystems sind diese Kenntnisse aber essentiell.

Vor einem eventuellen therapeutischen Einsatz immunmodulatorischer Substanzen müssen diese in tierexperimentellen und in in-vitro Modellen gründlich mit immunologischen, biochemischen, pharmakologischen und molekularbiologischen Methoden untersucht werden.

Für die Cupressacee *Thuja occidentalis L.* wurden solche Untersuchungen von uns durchgeführt. Aus *Thuja occidentalis L.* wurden von uns eine Polysaccharidfraktion (TPSg) isoliert und mit einer Reihe immunologischer Verfahren untersucht. Es konnte gezeigt werden, daß TPSg sowie seine hochmolekularen, durch Ultrafiltration erhaltenen Teilfraktionen TPS 1 und TPS 2, T-Zell-Mitogene sind, welche vorwiegend die Fraktion der CD 4$^+$ T-Helfer-(T$_H$)Zellen aktivieren. Von anderen in der Wirksamkeit mit TPSg vergleichbaren T-Zell-Mitogenen wie z. B. PHA-P werden dagegen auch CD 8$^+$ zytotoxische T-Zellen und Suppressor-T-Zellen aktiviert. Für die Aktivierung der CD 4$^+$ T$_H$-Zellen durch TPSg ist eine Interaktion mit autologen Antigen-präsentierenden Zellen (APC), z. B. Monozyten/Makrophagen, notwendig. Diese TPSg-induzierte Interaktion von APC und T$_H$-Zellen führt dann über die Aktivierung und Differenzierung der T$_H$-Zellen zu voll funktionstüchtigen T$_H$-Zellen, die u. a. Interleukin 2 (IL 2) produzieren und den IL 2-Rezeptor exprimieren.

Vor einem therapeutischen Einsatz von TPSg, z. B. bei angeborenen oder erworbenen Immundefekterkrankungen, ist trotz der geringen oder fehlenden In vitro-Toxizität von TPSg aber noch eine Reihe weiterführender Untersuchungen erforderlich.

Aufgaben und Funktion des Immunsystems – das Immunsystem als Abwehrsystem

Die wichtigste Aufgabe des Immunsystems ist die Abwehr bzw. Bekämpfung von bakteriellen, viralen und parasitären Infektionen. Daneben wird auch eine Rolle des Immunsystems bei der Tumorentstehung (bzw. Abwehr von Tumoren) diskutiert. Hierfür besitzt es eine Reihe von sehr effizienten Abwehrmechanismen. Damit diese Abwehrmechanismen sich nur gegen die eingedrungenen Krankheitserreger, nicht aber gegen den eigenen Körper richten, ist es notwendig, daß das Immunsystem zwischen „Fremd" und „Selbst", d. h. zwischen den eingedrungenen Krankheitserregern und Strukturen des eigenen Körpers unterscheiden kann [Klein, 1982]. Diese „Selbst-Toleranz" ist eine der wichtigsten Fähigkeiten des Immunsystems. Sie wird durch verschiedene Mechanismen erreicht:

1. Die Elimination selbst-reaktiver T-Zellen während der T-Zell-Reifung im Thymus. Der Thymus hat für die T-Zell-Reifung zwei Haupt-Funktionen. Die erste ist die bereits erwähnte Elimination von autoreaktiven T-Zellen. Dies führt dazu, daß nur ca. 1% der T-Zellen, die in den Thymus einwandern und sich dort vermehren, den Thymus als reife T-Zelle verlassen [von Böhmer, 1988]. Darüber hinaus „erlernen" die T-Zellen im Thymus die restringierte Antigen-Erkennung. Als restringierte Antigen-Erkennung wird die Eigenschaft der T-Zellen bezeichnet, ihr Antigen nicht isoliert, sondern nur in Assoziation mit bestimmten körpereigenen Zell-Interaktions-Molekülen, d. h. bestimmten Oberflächenstrukturen der Antigen-präsentierenden Zellen (APC), den sogenannten Haupt-Histokompatibilitäts(HLA)-Antigenen, zu erkennen [Doherty & Zinkernagel, 1975].

2. Daneben weisen eine Vielzahl von experimentellen Befunden daraufhin, daß einer Teilpopulation der regulatorischen T-Lymphozyten, den sogenannten T-Suppressor(T_s)-Zellen eine wichtige Aufgabe bei der Aufrechterhaltung der Selbst-Toleranz zukommt [Haubeck et al., 1985; Kloke et al. 1986; Haubeck & Kölsch 1982; Dorf & Benacerraf 1984].

Die wichtigste Aufgabe des Immunsystems ist, wie bereits erwähnt, die Abwehr von Infektionen. Für die Vielzahl möglicher Krankheitserreger existiert eine Reihe von verschiedenen Abwehrmechanismen.

Bei den unspezifischen Mechanismen stehen die Phagozytose durch Makrophagen und Granulozyten (Mikrophagen) und die Freisetzung von toxischen Substanzen, wie z. B. den O_2^-- und den $H_2O_2^-$-Radikalen, und bestimmten Enzymen (Hydrolasen etc.) im Vordergrund. Bei der Phagozytose werden die Krankheitserreger durch die Makrophagen oder Granulozyten aufgenommen und in spezialisierten intrazellulären Vakuolen, den Lysosomen, abgetötet und abgebaut. Diese Mechanismen sind zwar sehr effizient, aber unspezifisch in ihrer Wirkung, d. h. sie schädigen z. T. auch körpereigene Zellen und Gewebe. Entscheidend ist jedoch, daß die Zellen der unspezifischen Immun-Abwehr sehr schnell, d. h. innerhalb von Minuten bis Stunden, direkt aktiviert werden können. Damit bildet das unspezifische Immunsystem eine erste effiziente Barriere gegen eindringende Krankheitserreger. Für eine spezifische Immunantwort, z. B. gegen ein Virus, werden dagegen bei der Primärantwort (d. h. dem ersten Kontakt mit dem Virus) mindestens 4–6 Tage benötigt. Für eine Sekundär-Antwort, d. h. falls als Ergebnis einer ersten Immunantwort gegen ein Antigen bereits vermehrt spezifische Gedächtnis (Memory)-Lymphozyten gebildet wurden, sind diese Zeiten etwas kürzer.

Eine Begrenzung der unerwünschten Nebeneffekte des unspezifischen Immunsystems wird beispielsweise durch eine Regulation der Makrophagen- und Granulozyten-Aktivität über verschiedene Mechanismen erreicht (Lympho- oder Cytokine etc.). Diese Effekte werden z. T. beim spezifischen Immunsystem vermieden. Hier werden z. B. von spezifischen CD 8 + zytotoxischen T-Lymphozyten nur virusinfizierte Zellen lysiert, die als Folge einer Virusinfektion virale Antigene in Assoziation mit Membran-gebundenen körpereigenen HLA-Antigenen der Klasse I, d. h. HLA-A, -B, -C, exprimieren.

Eine präzise Antwort auf eindringende Krankheitserreger ermöglicht das spezifische Immunsystem. Die Voraussetzung für eine spezifische Immunantwort auf praktisch jeden vorhandenen oder möglichen Krankheitserreger bilden Erkennungsstrukturen, d. h. spezifische Rezeptoren, auf der Oberfläche der B- und T-Lymphozyten. Das Repertoire an verschiedenen Rezeptoren (d. h. Antikörpermolekülen) beträgt für die B-Lymphozyten beim Menschen ca. 10^8 und für die T-Zell-Rezeptoren der T-Lymphozyten ca. 10^6–10^7. Für diese ungeheure Zahl an Rezeptoren liegen allerdings nicht entsprechend viele Gene in der DNA des Zellkerns der Lymphozyten vor. Vielmehr wird während der T-Zell-, bzw. B-Zell-Reifung aus einer begrenzten Zahl von Gensegmenten auf der DNA-Ebene das vollständige Gen für den Rezeptor neu zusammengesetzt (Rearrangement). Das ermöglicht mit einer relativ begrenzten Zahl von Bausteinen bzw. Genen die Verfügbarkeit einer nahezu unbegrenzten Zahl an T-Zell- bzw. B-Zell-Rezeptoren. Damit der B-Zell-Rezeptor, der bis auf ein Membran-Verankerungssegment mit den sezernierten Antikörpern eines B-Zellklons übereinstimmt, sezerniert werden kann, wird auf der RNA-Ebene aus der entsprechenden RNA das für das Membranverankerungssegment kodierende Element herausgeschnitten (Splicing).

Damit ergibt sich, daß die morphologisch einheitlich aussehenden Lymphozyten aus bis zu 10^8 verschiedenen Subpopulationen mit unterschiedlichen Antigen-Spezifitäten bestehen. Diese zahlreichen Subpopulationen bilden ein extrem kompliziertes Netzwerk, nur vergleichbar mit der Komplexizität des Zentralnervensystems, in dem die Aktivität der einzelnen Subpopulationen von einer Vielzahl unterschiedlicher Signale reguliert wird. Externe Signale sind z. B. Antigene von eindringenden Krankheitserregern, die eine Immunantwort auslösen. Daneben existiert eine Vielzahl interner regulatorischer Signale, die entweder über einen direkten Zell-Zell-Kontakt oder über Lympho- bzw. Cytokine und Hormone reguliert wird. Es ist hier nicht möglich, alle bekannten immunregulatorischen Mechanismen zu beschreiben. Es soll deshalb hier nur auf einige der wichtigsten Mechanismen kurz eingegangen werden.

Die wichtigste Zell-Population des spezifischen Immunsystems bilden die T-Lymphozyten. Dem Mechanismus der T-Zell-Aktivierung kommt dementsprechend eine Schlüsselrolle bei der Regulation der spezifischen Immunantwort zu. Wichtig ist die Unterscheidung von steuernden T-Lymphozyten, d. h. T-Helfer (T_H)-Zellen und T-Suppressor (T_S)-Zellen und Effektor-T-Zellen, d. h. zytotoxischen T-Zellen (T_C). Auf die unspezifischen „Natürlichen Killer" (NK)-Zellen und die „Lymphokin-Aktivierten Killer (LAK)-Zellen" soll hier nicht eingegangen werden. Für die Auslösung einer spezifischen Immunantwort ist in der Regel die Beteiligung spezifischer T_H-Zellen notwendig. Diese T_H-Zellen müssen zunächst selbst aktiviert werden, bevor sie, z. B. bei der B-Zell-Aktivierung, ihre Helfer-Funktion erfüllen können.

Für die spezifische Aktivierung der T_H-Zellen sind eine Reihe von Signalen notwendig:

Das erste Signal bildet die Bindung des spezifischen Antigens an den T-Zell-Rezeptor. Die Voraussetzung hierfür ist in der Regel, daß das Antigen zuvor von sogenannten Antigen-präsentierenden Zellen (APC), z. B. Makrophagen, Dendritischen Zellen oder, unter bestimmten Voraussetzungen, auch B-Lymphozyten und Endothelzellen, aufgenommen, zu Fragmenten abgebaut und anschließend auf der Oberfläche in Assoziation mit körpereigenen Klasse II MHC- bzw. HLA-Antigenen (HLA-DR, HLA-DP, HLA-DQ) exprimiert wird. Lösliche Antigene werden dagegen von T-Lymphozyten nicht erkannt, d. h. vom T-Zell-Rezeptor nicht gebunden.

Die Interaktion von T-Zellen und APC ist aber nicht nur auf die Präsentation des Antigens beschränkt, vielmehr wird von den beteiligten Zellen eine Reihe von Lymphokinen bzw. Cytokinen produziert und sezerniert, die zu einer wechselseitigen Beeinflussung und nach einer Reihe von Teilschritten zur Aktivierung der T_H-Zellen führt (s. Abb. 1 und 16). Von den an der T-Zell-Aktivierung beteiligten und von den APC-gebildeten Cytokinen steht das Interleukin 1 (IL 1) im Vordergrund, das auf eine Teilpopulation der CD 4 positiven T_H-Zellen, die T_{H2}-Zellen wirkt. IL 1 ist ein 17 KD Protein, das in einer membranständigen und einer Sekretionsform gebildet wird. IL 1 stimuliert die Transkription und Sekretion des autokrinen Wachstumsfaktors IL 2 [Gillis & Mizel, 1981] und auch die Expression des Membranrezeptors für IL 2 (Kaye et al. 1984).

Von den T_{H1}-Zellen wird nach Antigenkontakt γ-Interferon (früher als Makrophagen-aktivierender Faktor oder MAF beschrieben) gebildet, das zu einer Makrophagen-Aktivierung, einer vermehrten IL 1 Sekretion und einer gesteigerten Expression von Klasse II HLA-Antigenen auf der Zelloberfläche führt [Arenzana-Seisdedos & Virelisier, 1983].

Neuere Arbeiten mit T-Zell-Klonen haben gezeigt, daß es zwei verschiedene CD 4 positive T_H-Zellpopulationen gibt, die sich sowohl bezüglich der produzierten Lymphokine als auch der von ihnen benötigten autokrinen Wachstumsfaktoren unterscheiden [Cherwinsky et al., 1987, Lichtman et al. 1988]. Die Subpopulation der T_{H1}-Zellen sezerniert Interleukin 2 (IL 2) und γ-Interferon und braucht IL 2 als autokrinen Wachstumsfaktor. Die Subpopulation der T_{H2}-Zellen sezerniert IL 4, IL 5 und IL 6 und braucht IL 4 als autokrinen Wachstumsfaktor. Die T_{H1}-Zellen sind vor allem bei der Aktivierung von zytotoxischen T-Zellen und die T_{H2}-Zellen bei der B-Zell-Aktivierung beteiligt. Für die Aktivierung der T_{H2}-Zellen ist IL 1 als zusätzlicher stimulierender Faktor notwendig, nicht jedoch für die häufigere Subpopulation der T_{H1}-Zellen. Ein zusätzlicher stimulierender Faktor wird auch für die T_{H1}-Zellen postuliert, wurde aber bisher noch nicht identifiziert.

Oberflächenmarker zur phänotypischen Trennung der beiden unterschiedlichen T_H-Zell-Populationen sind zur Zeit noch nicht verfügbar.

Neben der bisher beschriebenen Antigen-spezifischen Aktivierung der T-Zellen kann eine unspezifische, polyklonale Aktivierung (d. h. von zahlreichen T-Zell-Klonen mit unterschiedlicher Spezifität, bzw. unterschiedlichen T-Zell-Rezeptoren) durch sogenannte Mitogene wie z. B. PHA (Phytohaemagglutinin) einem Lektin aus *Phaseolus vulgaris* erfolgen. Die Aktivierung erfolgt hier über die Bindung des Mitogens an bestimmte Lektin-Rezeptoren und nicht über den Antigen-spezifischen T-Zell-Rezeptor.

Bei der B-Zell-Aktivierung, als Voraussetzung einer spezifischen Antikörperproduktion, ist ebenfalls als erstes Signal das spezifische Antigen notwendig. Im Gegensatz zur T-Zell-Aktivierung wird vom B-Zell-Rezeptor, dem membranständigen Immunglobulin-Molekül Antigen direkt gebunden. Eine Antigen-Präsentation oder Antigen-Prozessierung ist nicht notwendig. Als zweites Signal werden aber mit den B-Zell-Wachstums- und Differenzierungs-Faktoren IL 4, IL 5 und IL 6 eine Reihe von Lymphokinen benötigt, die von aktivierten T-Helfer-Zellen (T_{H2}) gebildet werden. Mit wenigen Ausnahmen für die B-Zell-Mitogene und die sogenannten T-Zell-unabhängigen Antigene wird für die B-Zell-Aktivierung immer eine T-Zell-Hilfe, d. h. eine Interaktion mit Antigen-spezifischen aktivierten T-Helfer-Zellen benötigt. Unter bestimmten Umständen können hierbei die B-Zellen selbst als Antigen-präsentierende Zellen für die T-Zellen wirken.

Für die Aktivierung von zytotoxischen T-Zellen bildet das spezifische Antigen ebenfalls ein erstes Signal. Wie bei den CD 4 positiven T_H-Zellen muß dieses Antigen den CD 8 positiven zytotoxischen T-Zellen in Assoziation mit bestimmten Zellinteraktionsmolekülen, den Haupthistokompatibilitäts-Antigenen (HLA-Antigenen) präsentiert werden. Im Unterschied zu den T_H-Zellen, die Antigen in Assoziation mit Klasse II HLA-Antigenen, d. h. den nur auf wenigen spezialisierten Antigen-präsentierenden Zellen (APC) exprimierten HLA-DR-, HLA-DP- und HLA-DQ-Antigenen, erkennen, können zytotoxische T-Zellen Antigen in Assoziation mit den auf den meisten Zellen des Körpers exprimierten Klasse I HLA-Antigenen HLA-A, -B und -C erkennen. Dies ist eine entscheidende Voraussetzung für die Erfüllung der wichtigsten Funktion der zytotoxischen T-Zellen, nämlich der Bekämpfung viraler Infektionen. Sie ermöglicht, daß von aktivierten zytotoxischen T-Zellen praktisch jede virusinfizierte Zelle lysiert werden kann und damit die weitere Ausbreitung einer Virusinfektion gestoppt wird. Im Gegensatz zu T_H-Zellen ist für die zytotoxischen T-Zellen auch eine Prozessierung des Antigens nicht unbedingt notwendig. Das ist die Voraus-

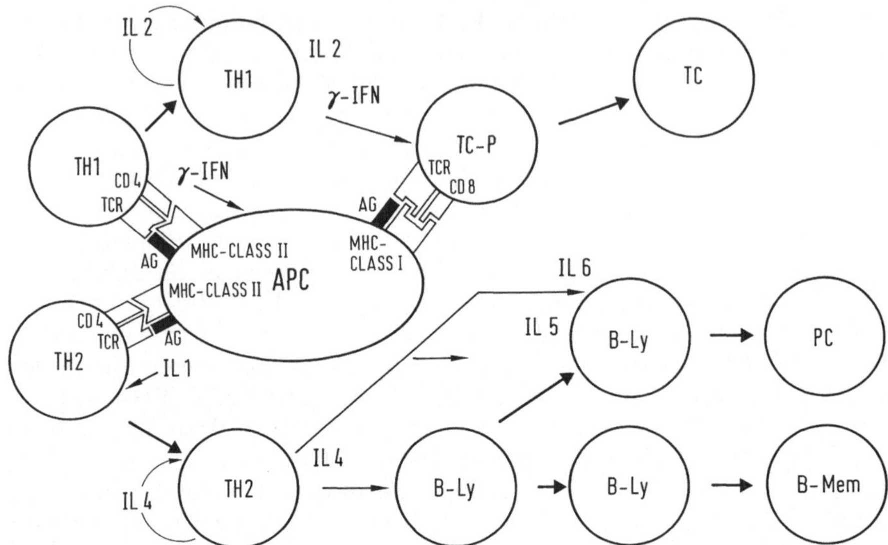

Abb. 1. Schematische Darstellung der Funktion der T_{H1} und T_{H2} Helfer-Zell-Populationen und der beteiligten Lymphokine. Durch die Bindung von Antigen (AG) in Assoziation mit MHC-Antigenen der Klasse II (HLA-DR, -DP, -DQ) auf geeigneten Antigen-präsentierenden Zellen (APC) werden TH-Zellen aktiviert, proliferieren und produzieren eine Reihe von Lymphokinen. Als autokriner Wachstumsfaktor wird dabei von den T_{H1}-Zellen IL 2 und von den T_{H2}-Zellen IL 4 produziert und verwendet. Die Rezeptoren für die Wachstumsfaktoren sind nicht eingezeichnet. T_{H1}-Zellen helfen dann den Vorläufer-Zellen der zytotoxischen T-Lymphozyten (TCP), nachdem diesen von den APC ihr Antigen in Assoziation mit Klasse I – MHC-Antigenen präsentiert wurde. Diese proliferieren und differenzieren zu zytotoxischen T-Lymphozyten (TC). T_{H2}-Zellen produzieren die Lymphokine IL 4, IL 5 und IL 6 und helfen bei der B-Zell-Aktivierung. Aktivierte B-Lymphozyten (B-Ly) proliferieren und differenzieren entweder zu Plasmazellen (PC) oder zu Gedächtnis-B-Lymphozyten (B-Mem). Dünne Pfeile symbolisieren die Aktivierung bzw. Differenzierung von Zell-Populationen, die fett gedruckten Pfeile die Sekretion von Lympho- bzw. Cytokinen.

setzung dafür, daß aktivierte zytotoxische T-Zellen Virus-infizierte Zellen, unabhängig von der Präsenz Antigen-präsentierender Zellen, erkennen und lysieren können.

Für die Aktivierung der zytotoxischen T-Zellen ist aber wiederum eine Mitwirkung von Antigen-präsentierenden Zellen und Antigen-spezifischen T_H-Zellen notwendig (s. Abb. 1).

Neben Antigen-spezifischen T_H-Zellen können von bestimmten Antigenen auch Antigen-spezifische T-Suppressor (T_S)-Zellen aktiviert werden, die über eine Reihe von Mechanismen eine Immunantwort unterdrücken können. Der wichtigste Mechanismus ist wahrscheinlich die Regulation der Aktivität Antigen-spezifischer T-Helfer-Zellen über einen oder mehrere unspezifische T-Suppressor-Faktoren. Diese Lymphokine wurden allerdings bisher noch nicht isoliert. Antigene, die eine T_S-Zell-Aktivierung auslösen, sind überwiegend Selbst-Antigene [Lukic & Mitchison 1984, Kloke et al.

1986, Haubeck et al. 1986, Haubeck et al. 1988]. Daneben wurde aber eine Reihe weiterer Antigene beschrieben, die ebenfalls T_S-Zellen aktivieren [Dorf u. Benacerraf, 1984; Hausman et al., 1986]. Ob durch ein Antigen eine T_S-Zell-Antwort ausgelöst wird, hängt darüber hinaus von einer Reihe weiterer Faktoren ab. Hier soll nur kurz der Einfluß der Antigen-Konzentration, mit einer bevorzugten T_S-Zell-Aktivierung bei niedrigen Antigen-Konzentrationen (Niedrig-Zonen-Toleranz) [Haubeck u. Kölsch 1982], und der Einfluß bestimmter HLA-Antigene erwähnt werden [Benacerraf et al., Lukic & Mitchison 1984].

Diese kurze Darstellung einiger wichtiger Aktivierungs- und Regulations-Mechanismen zeigt, daß das Immunsystem ein äußerst komplexes Netzwerk darstellt, mit einer Vielzahl beteiligter Zellen, die miteinander entweder über einen direkten Zell-Zell-Kontakt und/oder über Lympho- bzw. Cytokine in Wechselwirkung treten. Die Zusammenhänge werden noch erheblich komplizierter dadurch, daß die variablen Antigen-bindenden Teile (Idiotypen) der Immunglobuline bzw. der T-Zell-Rezeptoren unter bestimmten Bedingungen ebenfalls als Antigen für andere Lymphozyten wirken können. Eine Immunantwort gegen solche Idiotypen, als anti-idiotypische Immunantwort bezeichnet, kann im Prinzip eine weitere anti-anti-Idiotyp-Immunantwort auslösen, usw. Hierdurch ergibt sich ein extrem komplexes Netzwerk der Regulation von miteinander verknüpften Lymphozytenpopulationen, das sogenannte Idiotyp-Netzwerk [Jerne 1984, Rajewski & Takemori 1983].

Die Tatsache, daß das Immunsystem eine hohe Komplexizität besitzt, die durch eine Vielzahl regulatorischer Mechanismen im Gleichgewicht gehalten wird, zeigt die Problematik einer sinnvollen Beeinflussung seiner Funktion z. B. durch immunmodulatorische Substanzen. Die Wirkung solcher Substanzen läßt sich in der Regel kaum vorhersagen. Statt einer erwünschten positiven Beeinflussung, im Sinne einer gesteigerten Infekt-Resistenz, kann als Ergebnis der Störung des Immunsystems, z. B. als Folge der Induktion von T-Suppressor (T_S)-Zellen, auch eine erhöhte Infektanfälligkeit resultieren.

Immunmodulation – Ansätze, Möglichkeiten und Grenzen

Das Immunsystem ist das wichtigste Abwehrsystem des Körpers. In der Vergangenheit hat es deshalb zahlreiche Versuche gegeben, über eine Beeinflussung seiner Funktionsparameter, d. h. im Sinne einer Immunmodulation, die Abwehr gegen Infektionen und Tumoren zu verbessern. In der überwiegenden Zahl der Fälle erfolgten diese Versuche auf rein empirischer Basis, d. h. ohne eine ausreichende wissenschaftliche Absicherung. Ein wichtiger Grund hierfür ist die Tatsache, daß erst in den letzten 10–15 Jahren, quasi als Ergebnis einer intensiven Grundlagenforschung, wesentliche neue Kenntnisse über Funktion, Aufbau und Regulation des Immunsystems gewonnen wurden (s. den vorangehenden Abschnitt). Aufgrund der erheblichen Komplexität des Immunsystems sind aber auch zum jetzigen

Zeitpunkt viele Mechanismen der Regulation noch nicht restlos geklärt. Für eine gezielte Beeinflussung von einzelnen Immunfunktionsparametern sind diese Kenntnisse aber essentiell.

Erste Ansätze zu einer gezielten Immunmodulation bilden die Schutzimpfungen. Die Entwicklung der Schutzimpfungen läßt sich bis zu den Beobachtungen von Thukydides (450 v. Chr.) zurückverfolgen, der beschrieb, daß Menschen, die die Pest überstanden hatten, kein zweites Mal erkrankten. Etwa 2000 Jahre später wurde von Jenner (1798) die Vakzination mit Kuhpocken entdeckt. In der Folge wurde dann von Louis Pasteur die Vakzination mit abgetöteten oder abgeschwächten Krankheitserregern allgemein eingeführt (1887) und von Emil von Behring 1890 mit der Entdeckung der Anti-Toxine die Serumtherapie bzw. die passive Immunisierung begründet.

Diese Ansätze zu einer gezielten Immunmodulation, die zu einem Zeitpunkt erfolgten, als Aufbau und Funktion des Immunsystems noch vollständig unbekannt waren, konnten nur deshalb erfolgreich sein, weil sie den natürlichen Ablauf einer Immunantwort im Verlauf einer Infektion nachahmten. Der einzige Unterschied bestand darin, daß die virulenten Erreger durch abgetötete oder abgeschwächte Erreger ersetzt wurden.

Völlig verschieden hiervon ist die Situation bei den zahlreichen Versuchen einer Immunmodulation bei Immundefekten und den Tumoren. Bei diesen Versuchen sollte entweder das gesamte Immunsystem durch bestimmte Substanzen gezielt moduliert werden, aus heutiger Sicht angesichts der enormen Komplexität des Immunsystems ein wenig aussichtsreiches Unterfangen, oder eine Immunantwort gegen Tumoren ausgelöst werden, gegen die das körpereigene Immunsystem des Patienten aus bestimmten Gründen keine Immunantwort zeigt. Leider waren die Erfolge hier auch bisher sehr begrenzt.

Entsprechend der bereits beschriebenen Funktionen des Immunsystems bei der Infektabwehr soll im folgenden kurz auf die primären und sekundären Immundefekterkrankungen eingegangen werden. Man unterscheidet primäre angeborene Immundefekte wie z. B. das mit einer Thymusaplasie einhergehende Di-George Syndrom und sekundäre oder erworbene Immundefekte, Virus-induzierte Erkrankungen wie z. B. die HIV-Infektion sowie die durch die Zytostatikatherapie hervorgerufene Immunsuppression. Weiterhin wird durch Transplantationen mit begleitender immunsuppressiver Therapie durch Zytostatika ein erhöhtes Infektionsrisiko sowie eine erhöhte Tumorinzidenz beobachtet [Fenn et al. 1978]. Bei der immunsuppressiven Therapie unterscheidet man grundsätzlich die nicht-Antigen-spezifische und die sich zur Zeit noch im experimentellen Stadium befindliche Antigen-spezifische Immunsuppression.

In der Klinik werden zur Zeit zur Immunsuppression Bestrahlungen, Behandlung mit anti-Lymphozytenserum, Cyclosporin A und immunsuppressive Medikamente wie Steroide und Azathioprin eingesetzt.

Für die Behandlung der angeborenen Immundefekte besteht zur Zeit außer der Knochenmarktransplantation keine geeignete Therapie. Für die Zukunft zeichnet sich für Immundefekte, die durch einen definierten Gendefekt verursacht werden, die Möglichkeit einer gezielten „Gentherapie" über die Methode der homologen Rekombination an isolierten Knochenmark-Stammzellen ab [Frohman & Martin, 1989]. Hierbei wird in autologen Knochenmark-Stammzellen, die über den *Fluoreszenz-a*ktivierten *Cell*sorter (FACS) isoliert wurden, gezielt das defekte Gen durch ein intaktes Gen ersetzt.

Aus diesen Stammzellen kann sich in der Folge dann das Immunsystem erneut intakt ausbilden.

Aus der Tatsache, daß zur Zeit aber noch keine geeignete Therapie besteht, ergibt sich die Notwendigkeit, auch aufgrund der massiven Zunahme der sekundären Immundefekte (z. B. HI-Virusinfekte), nach geeigneten neuen Ansätzen der therapeutischen Beeinflussung dieser Erkrankungen zu suchen.

Ist bei Krebserkrankungen, die ja ebenfalls auf einer immunologischen Fehlsteuerung beruhen, ein Tumor erst einmal manifest, so ist auf eine zusätzliche Verringerung der Tumormasse durch chirurgische, radiologische oder zytostatische Maßnahmen nicht zu verzichten.

Darüber hinaus können Tumoren die Fähigkeit entwickeln, sich dem immunologischen Angriff zu entziehen, u. a. durch:

- „Maskieren" ihrer antigenen Struktur, z. B. durch Modulation von Tumor- oder Histokompatibilitäts-Antigenen (Klasse I oder II),
- Produktion immunsuppressiver Faktoren
- Stimulation von Suppressorzellen.

Es ist daher notwendig, geeignete Agenzien zu finden, die sich zu einer sinnvollen Beeinflussung des Immunsystems im Sinne einer gewünschten Immunmodulation eignen.

Die Idee einer spezifischen körpereigenen Tumorabwehr, die durch unspezifische Maßnahmen verstärkt werden könnte, ist nicht neu. Die Rückbildung von Tumoren bei Patienten, die gleichzeitig an einem Erisypel erkrankten, wurde erstmals 1865 von Busch et al. beschrieben. Schon Busch versuchte diesen Effekt therapeutisch auszunutzen, in dem er den Patienten lebende Streptokokkenpräparationen injizierte.

In der Folge wurden diese Versuche mit lebenden und abgetöteten Bakterien oder Bakterienlysaten [Coley et al., 1891] fortgesetzt. Dieses therapeutische Prinzip wurde in der Vergangenheit mit den BCG-Therapieversuchen wieder aufgegriffen (Nauts et al., 1953). Zur Stimulation der körpereigenen Abwehr setzt man Substanzen, sogenannte Immunmodulatoren, ein, die eine Interferenz mit dem Immunantwort zeigen. Man unterscheidet zwischen solchen der ersten Generation, die aus intakten Grobfragmenten von Mikroorganismen bestehen, Immunstimulantien der zweiten Generation, die Extrakte von Mikroorganismen darstellen, und Stimulantien der dritten Generation, die durch chemisch definierte Substanzen charakterisiert sind [Eichelberg & Schmutzler, 1983].

Weiterhin ist eine Immunmodulation durch die sogenannten Lympho- und Zytokine ermöglicht worden.

Grundsätzlich bieten reine Lymphokine heute noch keinen prinzipiellen Vorteil gegenüber immunmodulativen Biopolymeren. Beide Substanzgruppen wirken auf bestimmte Zellpopulationen, z. B. in Form einer Zellaktivierung, und sind von der Expression bestimmter Rezeptoren (Interleukin-2, Interleukin-2 Rezeptor) und Zellwechselwirkungen (Monozytenpräsenz bei Lektin-bedingter Lyphozytenaktivierung) abhängig.

Der Vorteil der Lymphokine beruht auf der im Lauf der Evolution erfolgten Selektion der meist Zielzell-gerichteten Wirkung. Die Gruppe der Lektine greift ebenfalls in die Regulation der Zellfunktion ein, ist aber in der Lage, zum Teil unterschiedliche Populationen von Zellen zu aktivieren. Die Stimulation einiger dieser unterschiedlichen Zellpopulationen läßt sich nach heutigem Kenntnisstand noch nicht durch einzelne Lymphokine respektive durch eine Kombination von ihnen erzielen.

Hier kann bei entsprechender Suche bzw. Auswahl auch langfristig ein Vorteil für Lektine oder andere, definiert immunmodulatorische, Substanzen für einen Einsatz in Diagnose und Therapie liegen.

Ein generelles Problem, das sich für alle bisher beschriebenen immunmodulatorischen Substanzen ergibt, liegt in der prinzipiellen Möglichkeit der Auslösung von Autoimmunreaktionen. Daraus ergibt sich die Notwendigkeit, entsprechende immunmodulierende Substanzen oder „biological response modifiers" vor einem therapeutischen Einsatz auch in dieser Hinsicht gründlich zu überprüfen.

Immunmodulation durch Polysaccharide und Polsysaccharidfraktionen

Erste Hinweise, daß Polysaccharide bzw. Polysaccharidfraktionen im Sinne einer Immunmodulation wirksam sein können, konnten am isolierten Baktolipopolysaccharid (LPS) gezeigt werden, eine Substanz, die insbesondere im Maussystem eine polyklonalen B-Zellaktivierung bewirkt.

In der Folge konnte gezeigt werden, daß reine Polysaccharide und Polysaccharidfraktionen niederer Pflanzen (Flechten, Pilze etc.) ebenfalls immunmodulatorische Eigenschaften besitzen.

In der klinischen Prüfung als Adjuvantien für die anti-Tumorbehandlung in Japan befinden sich zur Zeit drei hochgereinigte Polysaccharide. Als kommerzielle Produkte sind hier das Lentinan, Schizophylan und das PS-K-Polysaccharid entwickelt worden. Als wesentliche strukturelle Gemeinsamkeit besitzen diese Polymere ein 1,3 Glukangrundgerüst mit -1,6-Verzweigungen, die in Abhängigkeit von der Kettenlänge Tripelhelices bilden [Maeda et al., 1971].

Die klinische Anwendung dieser Polysaccharide erfolgt postoperativ oder in Kombination mit der Chemotherapie respektive Bestrahlungen. Eine abschließende Bewertung des therapeutischen Nutzens dieser Polysaccharide ist zur Zeit leider noch nicht möglich.

Polysaccharide aus höheren Pflanzen wurden mit modernen Methoden der Immunologie bisher kaum untersucht. Erste Ansätze auf diesem Gebiet sind die Arbeiten von Franz und Wagner, die als erste eine vielversprechende Untersuchung der in der Erfahrungsheilkunde verwendeten Pflanzendrogen mit den modernen biochemischen und pharmazeutisch/immunologischen Methoden unternahmen [Franz et al., 1987; Wagner et al., 1984].

In diesem Sinne am besten untersucht sind die der *Asteraceen*-Familie angehörenden *Echinacea*-Arten, deren Extrakte und auch Polysaccharidfraktionen einen phagozytosesteigernden sowie einen monozytenaktivierenden Effekt zeigten (Stimpel et al., 1984). Mit *Eleuterococcus senticosus L*-Extrakten konnte Bohn eine Stimulation der T-Zellen und eine Aktivierung des retikuloendothelialen Systems feststellen [Bohn et al., 1987]. Weiterhin konnte Kraus aus *Solidago sp.* –1,2 Fructosane isolieren, die eine Reduktion des Tumorwachstums (Sarkom 180/Maus) von bis zu 82% bewirken konnten [Kraus et al., 1988].

Ebenfalls erhebliche Bedeutung hat in der letzten Zeit das sulfatierte Polysaccharid Dextransulfat gewonnen. Durch Dextransulfat wird vergleichsweise selektiv die Vermehrung des humanen Immundefiziens-Virus Typ 1 (HIV-1) inhibiert.

Im Gegensatz zum Heparin, das einen ähnlichen Effekt besitzt, ist die Beeinflussung der Blutgerinnung nur gering ausgeprägt. Die Wirkung von Dextransulfat ist im wesentlichen auf eine Blockade der Eingangspforte an den Zielzellen (gp120-Region des CD4-Rezeptors) für die HIV-1 Viren zu verstehen, wobei die frühere Annahme einer Blockade der „reversen Transkriptase" nicht bestätigt werden konnte [Baba et al., 1988].

Gegenstand unserer Untersuchungen war das Zederngewächs (*Cupressaceae*) *Thuja occidentalis L.*, der abendländische Lebensbaum [Gohla et al., 1988].

Diese bisher kaum untersuchte Pflanze stammt ursprünglich aus Kanada und den nördlichen Staaten der USA.

Thuja occidentalis L. ist ein bis 20 m hoher Baum von pyramidalem Wuchs, der aber auch sehr häufig in Strauchform vorkommt.

Thuja occidentalis L. ist eine in der Allo- und Homöopathie genutzte Pflanze. Sie gilt als hochgiftige offizinelle Droge, die bisher äußerlich zur Warzenbekämpfung, aber auch innerlich; meist in homöopathischen Potenzen, zur Bekämpfung persistierender Infektionen eingesetzt wurde. In der Schulmedizin haben Extrakte bzw. Inhaltsstoffe dieser Pflanze bisher keinerlei Bedeutung.

Thuja occidentalis L. kam nach Europa im Zuge der Entdeckung des Nordamerikanischen Kontinents im Jahre 1536 unter der Regierung des französischen Königs Franz I..

Herman Boerhave versuchte mit Extrakten dieser Pflanze die Wassersucht zu heilen, aber erst der Begründer der Homöopathie, der deutsche Arzt und Apotheker Samuel Hahnemann (1755–1849) setzte die allopathischen und homöopathischen Extrakte erstmals gezielt zur homöopatischen Therapie ein. In der Allo- und Homöopathie werden, allerdings weitgehend ohne wissenschaftlich-medizinische Absicherung, Extrakte von *Thuja occidentalis* bei Neuralgien, chronischen Entzündungen, Nasenpolypen, entzündlichen Erkrankungen der ableitenden Harnwege, zur Behandlung degenerativer Gewebeerkrankungen sowie äußerlich zur Warzenbehandlung eingesetzt.

Nach Beuscher und Khurana besitzt Thuja antiviral wirksame Inhaltsstoffe, die eine ausgeprägte Wirkung gegen *Herpes simplex* Viren (HSV-1) und weitere, allerdings Pflanzen-pathogene, Viren besitzen [Beuscher et al., 1986; Khurana et al., 1971].

Analyse von immunmodulatorischen Substanzen am Beispiel von Thuja occidentalis L.

Die Hinweise auf eine antivirale Wirkung der Inhaltsstoffe von *Thuja occidentalis L.* waren der Ausgangspunkt für die vorliegenden Untersuchungen.

Mit einer Reihe von immunologischen in vitro Untersuchungen sollte geprüft werden, ob *Thuja occidentalis L.* Inhaltsstoffe besitzt, die eine immunmodulative Wirkung zeigen. Für diese Untersuchungen wurden Verfahren ausgewählt, die sowohl den Einfluß auf die spezifischen als auch auf die unspezifischen Komponenten des Immunsystems erfassen.

Im folgenden sollen wesentliche Ergebnisse unserer Arbeit vorgestellt werden.

Zunächst wurden von uns aus der zuvor von den giftigen Begleitstoffen durch Extraktion mit organischen Lösungsmitteln (Methanol, Petrolether, Dichlormethan) befreiten Pflanze polysaccharidhaltige Fraktionen gewonnen. Diese Fraktionen wurden durch fraktionierte Alkoholfällung aus einem alkalischen Extrakt (0,5 n NaOH) gewonnen, anschließend dialysiert und gefriergetrocknet und bis zur Verwendung bei −20 °C gelagert [Caldes et al., 1981; Wagner et al., 1984].

Dann wurde das 1:1 ethanolische Fällungsprodukt, die *Thujapolysaccharidgesamtfraktion*, im folgenden TPSg genannt, isoliert (Abb. 2). Selbige wurde mittels Ultrafiltration entsprechend den Filtertrenngrenzen in 4 molekulargewichtsbezogene Teilfraktionen (TPS1–4) getrennt.

Zur Untersuchung der immunmodulatorischen Wirkung von TPSg auf Lymphozyten bzw. Lymphozytensubpopulationen wurden zunächst Proliferationstests mit Leukozyten aus dem humanen peripheren Blut (PBL) durchgeführt. Die Leukozyten wurden über einen Ficoll-Paque-Gradienten gewonnen.

Proliferationstests erlauben zwar nur bedingte Aussagen über die gezielte Beeinflussung einzelner Antigen-spezifischer Immunantworten, sie sind hingegen sehr sinnvoll und notwendig für die Analyse des Einflusses von potentiell mitogenen Substanzen auf bestimmte Leukozyten bzw. Leukozytensubpopulationen.

Als Referenzmitogene für die Mitogenitätstests fungierten das T- und B-Zellmitogen Pokeweed-mitogen (PWM) und das reine T-Zellmitogen Phytohämagglutinin (PHA).

Die Polysaccharidfraktionen TPSg und die Teilfraktionen TPS 1–4 wurden bezüglich ihrer mitogenen Einflüsse auf periphere Blutleukozyten gesunder

Abb. 2. Schema der Aufarbeitung von „Thuja occidentalis" (nach Caldes, modifiziert nach Wagner)

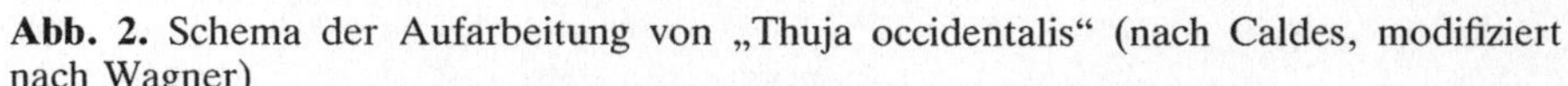

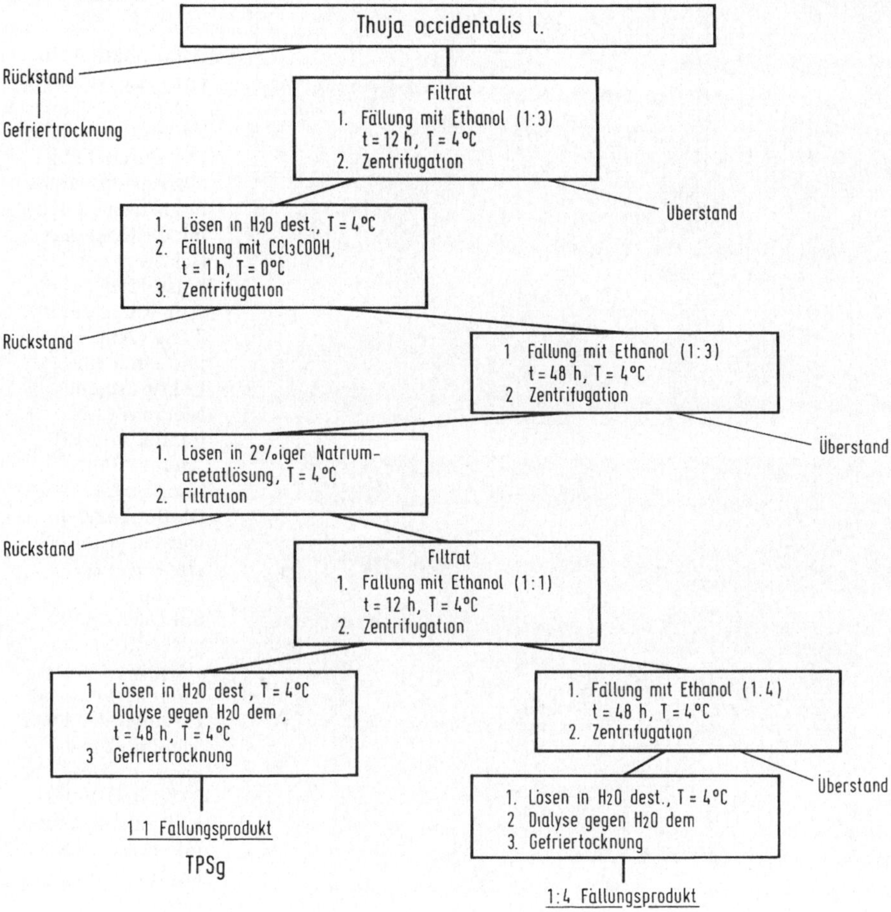

Probanden untersucht. Dabei wurde festgestellt, daß die TPSg-Fraktion in Konzentrationen von 100 μg/ml bis 5 mg/ml einen mitogenen Effekt auf periphere Blutleukozyten besitzt und in unseren Testansätzen keine zytotoxischen Eigenschaften hatte. Dieser mitogene Effekt konnte zunächst als Kolonie (Cluster)-induzierender Effekt an isolierten peripheren Blutleukozyten gezeigt werden (Abb. 3 und 4).

Die hochmolekularen Teilfraktionen TPS 1 und TPS 2 zeigten im gleichen Konzentrationsbereich einen mitogenen (Cluster-induzierenden) Effekt, während TPS 3 nur einen sehr schwachen und TPS 4 keinen mitogenen (Cluster-induzierenden) Effekt aufwiesen.

Um zu zeigen, daß es sich bei der Clusterinduktion nicht nur um eine Agglutination der Zellen über eine „klebende" Wirkung der TPSg-Fraktion handelt, wurde der ^{3}H-Thymidineinbau als Maß der DNA-Neusynthese und

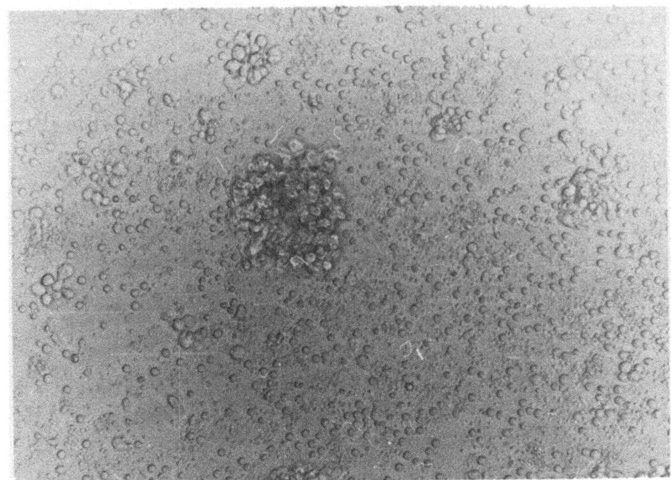

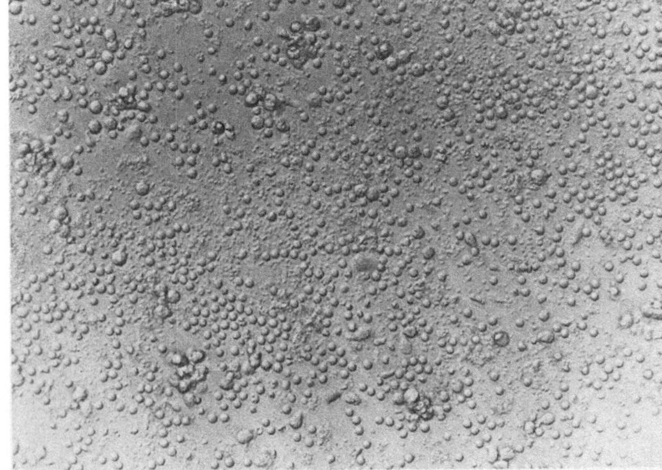

Abb. 3 und 4. In vitro Aktivierung von mononukleären Zellen durch TPSg. Die durch TPSg aktivierten mononukleären Zellen bilden Kolonien (Cluster) von blastoiden Zellen. Abbildung einer TPSg (Abb. 4) und einer mit Lektin-freiem Medium (Abb. 5) inkubierten PBL-Kultur: 5×10^5 periphere Blutleukozyten wurden pro Loch einer 96-Loch Flachboden-mikrotiterplatte ausgesät und mit 100 µl/well einer 1 mg/ml TPSg-Lösung oder DME Medium für 4 Tage im Brutschrank bei 37°C und 100% Luftfeuchtigkeit inkubiert. Phasen-kontrastmikroskopische Vergrößerung 550 ×.

damit der Proliferationsrate für die aktivierten Zellpopulationen bestimmt. Als Referenzmitogen diente das Lektin Phythämagglutinin, ein Glykoprotein, das aus *Phaseolus spp. vulgaris* isoliert wurde.

Getestet wurden die Polysaccharidfraktion TPSg, sowie die Subfraktionen TPS 1, TPS 2, TPS 3, TPS 4. Als Negativkontrolle wurden komplettes DME-Medium (DME + 10% gepooltes humanes AB-Serum) ohne Lektinzusatz eingesetzt.

Eine signifikante Steigerung der DNA-Syntheserate, bezogen auf die Kontrollen, konnte für TPSg, TPS 1 und TPS 2 gemessen werden (Abb. 5). Damit konnte nachgewiesen werden, daß die von uns isolierten polysaccharidenthaltenden Fraktionen von *Thuja occidentalis L.* einen mitogenen Effekt auf periphere humane Blutleukozyten besitzen. Es wurde weiterhin

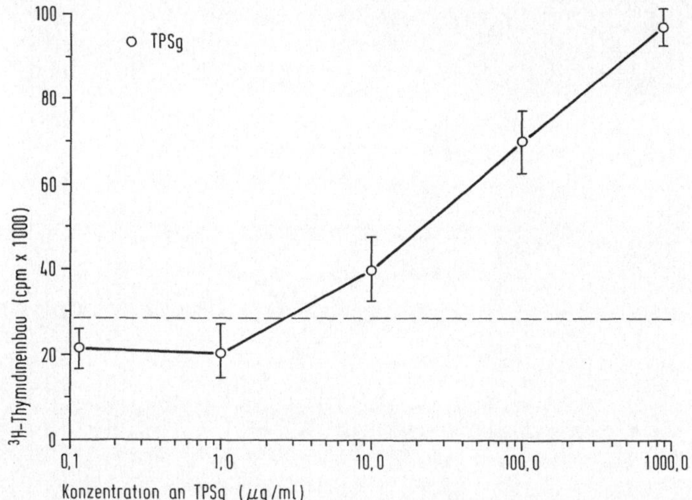

Abb. 5. Bestimmung des ³H-Thymidin-Einbaus in periphere Blutleukozyten nach Aktivierung durch TPSg: 5×10^5 PBL wurden pro Loch einer 96-Loch Flachbodenmikrotiterplatte ausplattiert und mit Konzentrationen von 100 ng/ml bis 1 mg/ml TPSg bzw. mit Medium als Negativkontrolle für mindestens 4 Tage inkubiert. Die letzten 12 Stunden der Inkubation wurden die Zellen mit 0,5 µCi/Loch ³H-Thymidin gepulst. Das eingebaute ³H-Thymidin wurde anschließend im Szintillationszählgerät gemessen.

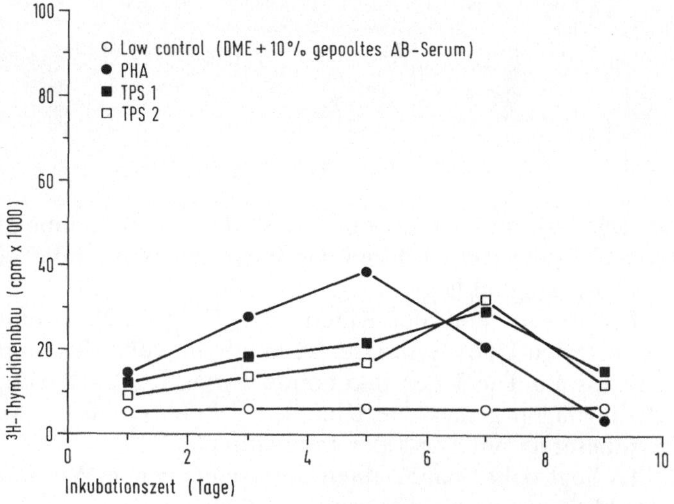

Abb. 6. Kinetik der DNA-Syntheserate von TPSg-aktivierten Leukozyten: 5×10^5 Zellen wurden pro Loch einer 96 Loch Flachbodenmikrotiterplatte ausgesät und mit TPSg, 1 mg/ml, PHA-P, 10 µg/ml und dem Mediumleerwert inkubiert.
Während der letzten 12 Stunden der Inkubation wurden die Zellen mit 0,5 µCi/Loch an ³H-Thymidin inkubiert. Alle Ansätze wurden in Triplikaten angelegt.

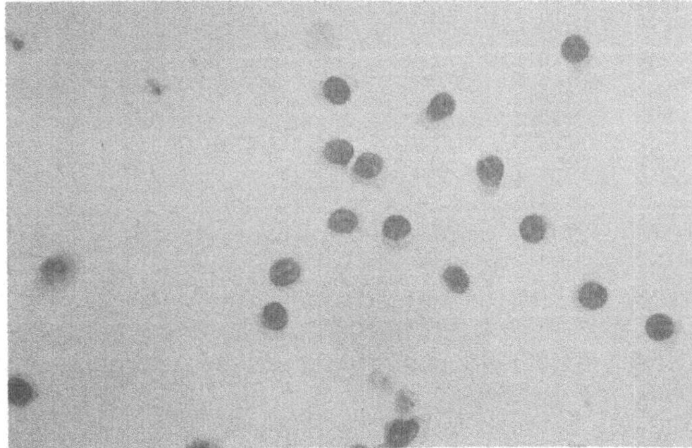

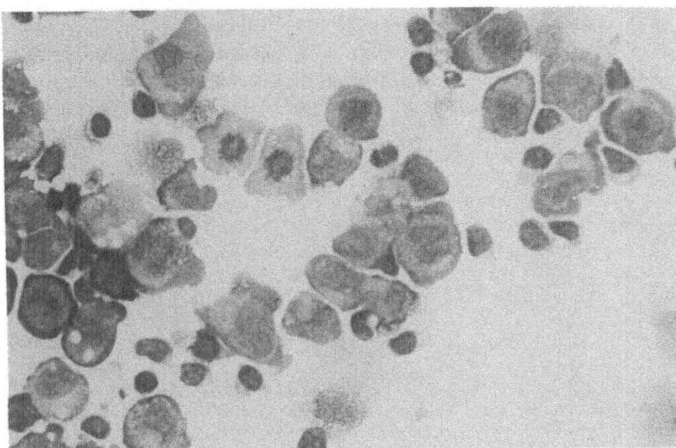

Abb. 7 und **8.** Pappenheimfärbung von Zellen nach 4-tägiger Inkubation mit TPSg:
Abb. 7: Negativkontrolle: Leukozyten wurden nach 4-tägiger Inkubation ohne TPSg mittels Zytozentrifugation auf Objektträger überführt und anschließend nach dem Standardverfahren der Pappenheimfärbung erst mit May-Grünwald und anschließend mit Giemsa-Lösung gefärbt. Vergrößerung 630×.
Abb. 8: Leukozyten wurden unter den beschriebenen Bedingungen mit TPSg für 4 Tage inkubiert und anschließend unter dem oben beschriebenen Verfahren gefärbt. Vergrößerung 630×.

gezeigt, daß dieser mitogene Effekt durch die hochmolekularen Fraktionen von TPSg bewirkt wird und das Wirkungsoptimum bei einer Endkonzentration von 1 mg/ml liegt.

Die Bestimmung der Kinetik der TPSg-, TPS 1- und TPS 2-induzierten gesteigerten DNA-Syntheserate ergab, daß ein Maximum des ^{3}H-Thymidineinbaus am Tag 7 der Inkubation vorlag (Abb. 6). Die unter den gleichen Bedingungen gemessene Kinetik für PHA ergab ein Maximum der DNA-Syntheserate am Tag 4 der Inkubation.

Es liegt daher nahe, einen unterschiedlichen Wirkungsmechanismus beider Mitogene zu postulieren.

Um festzustellen auf welche Populationen der isolierten weißen Blutzellen TPSg wirkt, wurden neben der klassischen Pappenheimfärbung auch immunzytochemische Untersuchungen (APAAP-Färbung) durchgeführt. Für die Färbungen wurden isolierte humane weiße Blutzellen in Mikrotiter-

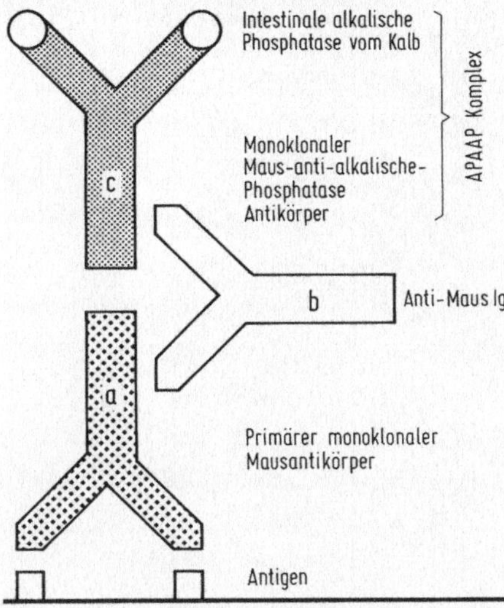

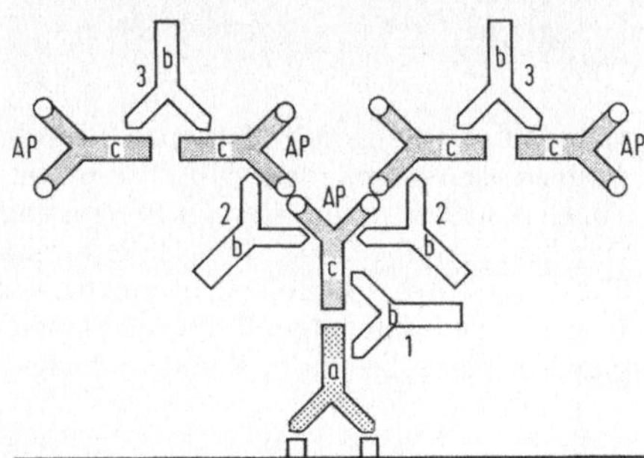

Abb. 9. Schematische Darstellung des Reaktionsablaufes während der alkalischen Phosphatase anti-alkalischen Phosphatase Färbung (APAAP).

platten (Greiner, Nürtingen) mit und ohne TPSg-Zusatz kultiviert und mit Hilfe einer Zytozentrifuge (Shandon Cytofuge II) auf Objektträger überführt.

Die anschließend durchgeführte Pappenheimfärbung (May-Grünwald-Giemsa) ergab, daß es sich bei den durch TPSg aktivierten humanen Zellen um Kolonien von lymphoiden Zellen handelte (siehe Abb. 7 und 8).

Es konnte weiterhin gezeigt werden, daß auch die absolute Zellzahl der Lymphozyten unter TPSg-Einfluß gesteigert wurde.

Ob die beobachtete ausgeprägte stimulatorische Wirkung der polysaccharidenthaltenden Fraktionen für alle Lymphozytenpopulationen oder nur für eine bestimmte oder mehrere Subpopulation galt, war das Ziel unserer weitereren Untersuchungen.

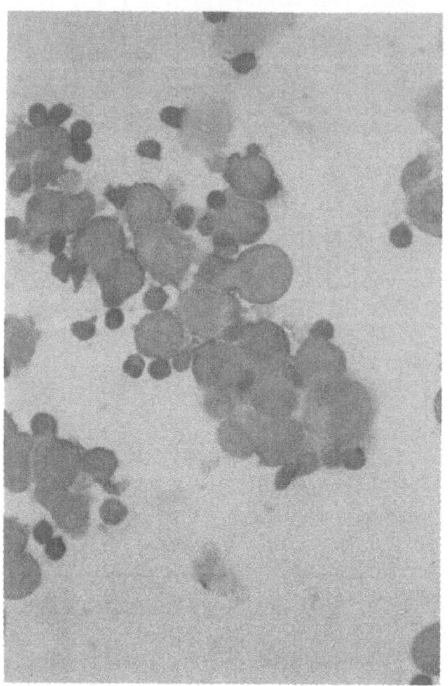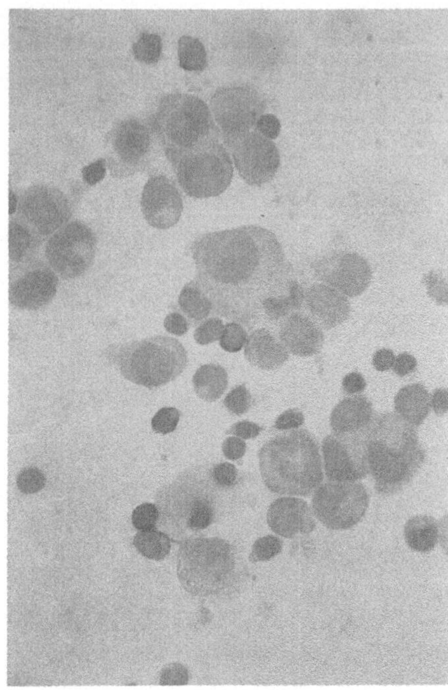

Abb. 10. Färbung mit dem pan-T-Zell-spezifischen Antikörper anti-CD3. Das CD3-Antigen ist ein mit dem T-Zellrezeptor (TcR) eng assoziierter Molekülkomplex. Die Zellen wurden unter Standardbedingungen kultiviert und per Zytozentrifugation auf Objektträger überführt. Die Zellen wurden anschließend mit dem T-Zell-spezifischen Primärantikörper inkubiert, in einem weiteren Inkubationsschritt mit einem anti-Maus-spezifischen Immunglobulin vernetzt und in einem Folgeschritt mit dem APAAP-Komplex inkubiert. Der farbgebende Schritt erfolgte über eine Inkubation mit dem Substrat, bestehend aus Naphtol-AS-MX-Phosphat, Dimethylformamid, Levamisol und dem Diazoniumsalz „Fast Red" über eine Azokopplung. Die von dem Primärantikörper gebundenen Zellen zeigen einen roten Farbring. Zur Verdeutlichung erfolgte eine Gegenfärbung mit dem Kernfarbstoff Hämatoxylin. Vergrößerung 630 ×.

Abb. 11. Färbung mit dem B-Zell-spezifischen Antikörper anti-CD22. Das Färbeverfahren erfolgte wie unter Abb. 10 angegeben.

Diesbezüglich wurden die Zellen der TPSg-induzierten Zellcluster mit modernen immunzytochemischen Verfahren untersucht. Auch zu diesem Zweck wurden die Zellen unter den oben angegebenen Bedingungen kultiviert und anschließend mit einer Eppendorfpipette aspiriert um dann per Zytozentrifugation auf Objektträger überführt zu werden.

Für den spezifischen Nachweis der lymphoiden Oberflächenmarker wurde die alkalische Phosphatase anti-alkalische Phosphatase Methode [Mason et al., 1984] etabliert (Abb. 9).

Die Zellen werden bei dieser Färbemethode nach der Fixierung auf den Objektträgern mit monoklonalen Antikörpern gegen bestimmte spezifische Oberflächenstrukturen (Oberflächenmarker) inkubiert. Die Auswahl der entsprechenden Antikörper gewährleistet eine eindeutige Zuordnung der

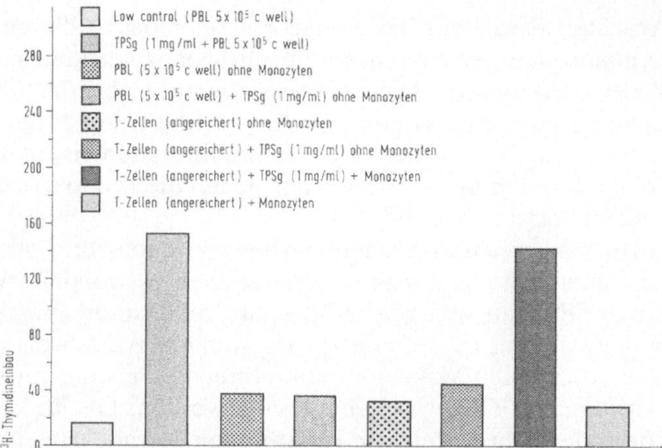

Abb. 12. Abhängigkeit der T-Zellaktivierung durch TPSg von der Gegenwart von Monozyten/Makrophagen:
Leukozytenfraktionen wurden aus humanem peripheren Blut über Ficoll-Paque Dichtegradientenzentrifugation gewonnen. Über ein Adhärenzverfahren wurden die Lymphozytenfraktionen von den Monozyten/Makrophagen getrennt und anschließend die Lymphozytenfraktion über eine Nylonsäule in angereicherte T-Zellen und B-Zellen aufgetrennt.
Die Zellen wurden unter Standardbedingungen inkubiert und während der letzten 12 Stunden der Inkubation 1 µCi ^{3}H-Thymidin inkubiert.

durch TPSg induzierten Zellfraktionen zur lymphoiden B-, T- oder NK-Zellreihe.

Die spezifischen Antikörper anti-CD 2 (T3), anti CD 6 (T11), anti-CD 5 (IOT 1a) wurden als spezifische Reagentien zur T-Zellmarkierung und die anti-CD 22- und anti-CD 19-Antikörper zur Markierung von B-Zelloberflächenrezeptoren eingesetzt.

Mit der von Mason et al. beschriebenen alkalischen Phosphatase antialkalischen Phosphatasereaktion (APAAP) als Detektionssystem war es uns dann möglich, die Bindung der Antikörper farblich darzustellen.

Es konnte gezeigt werden, daß TPSg ein T-Zellmitogen ist, da über 90% der mit den T-Zellmarkern erkennenden Antikörpern inkubierten Zellen positiv reagierten (Abb. 10).

Demgegenüber reagierten mit den B-Zellmarkern CD 19 und CD 22 lediglich weniger als 7% der Zellen (Abb. 11).

TPSg ist damit, wie PHA-P und Concanavalin A, ein T-Zellmitogen. Da auch spezifische Färbemethoden keine endgültige Aussage über den Funktionszustand von Zellfraktionen zulassen, entschlossen wir uns zu Zellisolationsexperimenten. Mit dieser Art von Experimenten ist es möglich, Zellinteraktionen bzw. Funktion von Zellpopulationen zu bewerten.

Zu diesem Zweck wurden zuerst die Monozyten über die Adhärenztrennung an Plastikoberflächen (Corning®, USA) entfernt. Die angereicherten Lymphozytenfraktionen wurden anschließend aufgearbeitet und im

Anschluß daran mit bzw. ohne die über das Adhärenzverfahren von den Lymphozyten getrennten autologen Monozyten und mit bzw. ohne TPSg-Zusatz inkubiert. Um herauszufinden, ob für die TPSg-induzierte Lymphozytenproliferation die Anwesenheit von Monozyten/Makrophagen erforderlich ist, wurden die Proliferationsstudien an Kulturen peripherer Blutleukozyten durchgeführt, aus denen die Monozyten/Makrophagen weitgehend entfernt wurden.

Hochangereicherte Lymphozytenfraktionen, die, wie oben beschrieben, aus humanen Leukozytenpräparationen gewonnen wurden, lassen sich durch TPSg nur sehr geringfügig zur Proliferation anregen (Abb. 12). Durch Kokultivierung mit den durch das Adhärenzverfahren abgetrennten autologen Monozyten/Makrophagenkulturen kann die proliferationsfördernde Wirkung von TPSg wiederhergestellt werden. Die im Vergleich zur Negativkontrolle leicht gesteigerte Proliferation der hochangereicherten Lymphozytenfraktionen unter TPSg-Einfluß ist sicherlich auf verbliebene Monozyten-/Makrophagen zurückzuführen.

Mit diesem Experiment konnte gezeigt werden, daß TPSg nur dann eine proliferationsfördernde Wirkung an humanen Lymphozyten entfalten kann, wenn autologe Monozyten/Makrophagen präsent sind.

Im folgenden sollten nun die APAAP-Färbeexperimente durch Zellfunktionstests bestätigt und präzisiert werden.

Zu diesem Zweck wurden Zellseparationsschritte zur Auftrennung von B- und T-Lymphozyten unternommen.

Aus den von den Monozyten befreiten Leukozytenpräparationen wurden die B-Zellen durch ihre Fähigkeit, an Nylonwolle zu haften, von den T-Zellen abgetrennt.

Die so angereicherten B-Zellfraktionen wurden mittels der APAAP-Methode bezüglich der Trennungsqualität überprüft. Es konnte mit dem mono-

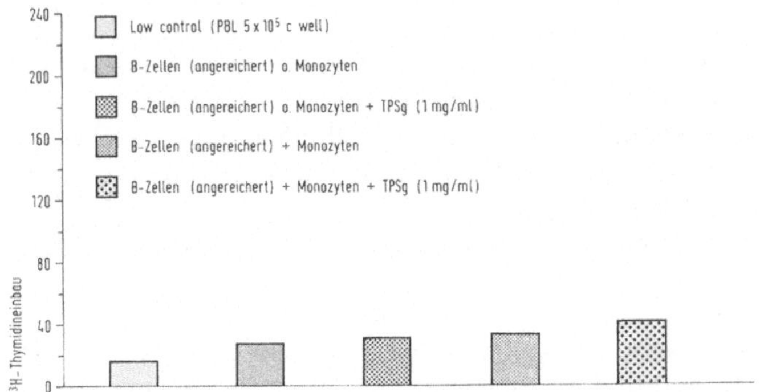

Abb. 13. Einfluß der TPSg-Fraktion auf angereicherte B-Zellen: Die Fraktion der B-Zellen wurde nach Abtrennung der Monozyten und T-Lymphozyten durch Spülen der Nylonwolle mit *kalter* PBS-Lösung erhalten. 1–5 ×10⁵ Zellen/Loch wurden mit und ohne autologen Monozyten (1–5 ×104 Zellen/Loch) und TPSg 5 Tage inkubiert. Die letzten 12 Stunden der Inkubation wurde mit 0,5 µCi/Loch ³H-Thymidin zugegeben und der ³H-Thymidineinbau in die Zellen bestimmt.

klonalen Antikörper CD 19 (B-Zellen) über 80% der jeweils isolierten Zellfraktionen als B-Zellen identifiziert werden, während mit dem T-Zell-spezifischen CD 6 Marker lediglich 9% verunreinigende T-Zellen in der angereicherten B-Zellfraktion nachgewiesen wurden.

Die im Vergleich zum Blindwert zu beobachtenden erhöhten ^{3}H-Thymidineinbauraten sind auf die Verunreinigung der B-Zellfraktion mit T-Zellen zurückzuführen. Diese Verunreinigungen sind leider systemimmanent.

Die so angereicherten B-Zellfraktionen wurden mit und ohne autologen Monozyten/Makrophagen sowie mit und ohne TPSg unter Standardbedingungen inkubiert. Es konnte, analog der APAAP-Färbeexperimente, keine Erhöhung der ^{3}H-Thymidineinbaurate an angereicherten B-Zellfraktionen unter TPSg-Einfluß gemessen werden.

Die angereicherten T-Zellfraktionen wurden ebenfalls mit bzw. ohne TPSg und in Abwesenheit von autologen Monozyten inkubiert.

Im Gegensatz zu den angereicherten B-Zellfraktionen zeigt TPSg an angereicherten T-Zellfraktionen in Gegenwart autologer Monozyten/Makrophagen einen deutlich proliferationsfördernden Effekt.

TPSg steigert die 3_{H}-Thymidineinbaurate an angereicherten T-Zellfraktionen und kann daher als ein Mitogen für T-Zellen angesehen werden.

Die proliferationsfördernde Wirkung von TPSg in bezug auf T-Zellen ist allerdings von der Präsenz Antigen-präsentierender Zellen (Monozyten/Makrophagen) abhängig (Abb. 12).

Eine derartige Abhängigkeit wurde auch für andere Mitogene beschrieben (z. B. PHA-P, Con A etc.) (Corbel & Melchers, 1983).

Diese Resultate bestätigen die Ergebnisse der APAAP-Färbeexperimente.

Im folgenden interessierte es uns, ob durch TPSg eine polyklonale Induktion aller T-Zellsubfraktionen hervorgerufen wird, wie das beispielsweise bei den Lektinen Concanavalin A und Phytohämaglutinin der Fall ist, oder ob eine bevorzugte Induktion einer T-Zellfraktion vorliegt.

Zu diesem Zweck wurden die TPSg-induzierten Lymphoblasten mit monoklonalen anti-CD 4 (T-Helfer/Inducer-Zellen) bzw. anti-CD 8 (Suppressor/Zytotoxische T-Zellen) sowie Okt 17-Antikörpern (aktivierte T-Zellen) inkubiert.

Diese Behandlung ergab, daß überwiegend die CD 4+− (> 75%) T-Zellen, aber nur im bescheidenen Ausmaß die CD 8+ T-Zellen (<7%), durch TPSg zur Proliferation angeregt wurden (Abb. 14 und 15).

Über 70% der TPSg-induzierten Zellen exprimierten außerdem den T-Zellaktivierungsmarker Okt 17.

Da das CD 4-Antigen bei lymphoiden Zellen als Oberflächenrezeptor für die Fraktion der T-Helferzellen definiert ist und der Okt 17 Marker ein Aktivierungsantigen für T-Helferzellen darstellt, lag es nahe, die TPSg-aktivierten T-Zellen als T-Helferzellen zu charakterisieren.

Die Analyse der Mechanismen der T-Zellaktivierung hat gezeigt, daß es sich bei der Aktivierung von T-Zellen um einen komplexen Mehrschritt-Prozeß handelt, bei dem durch verschiedene Signale (Antigen, Lympho-

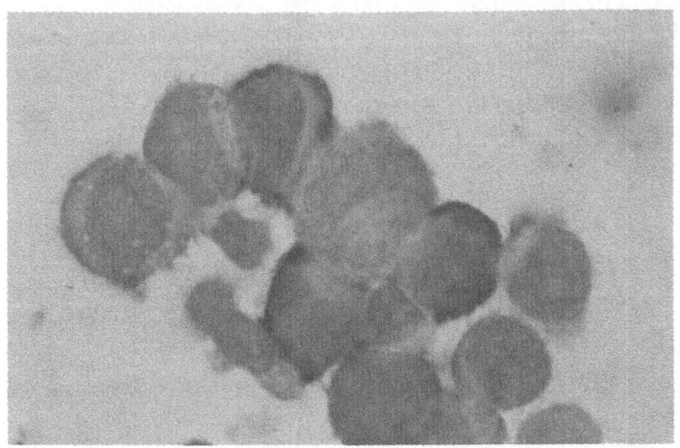

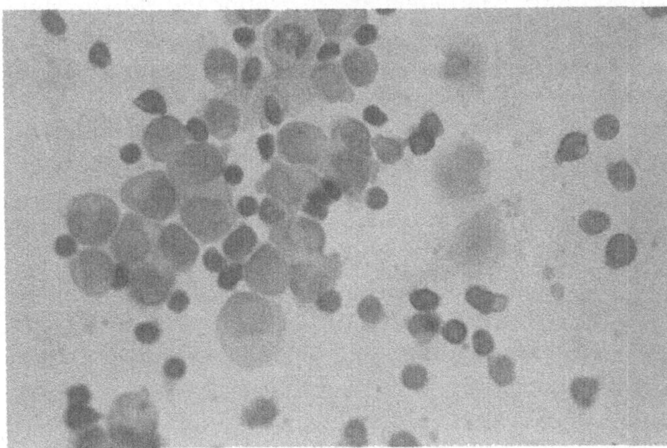

Abb. 14 und **15.** Anti-CD 4 und anti-CD 8 Färbung: Die Zellen wurden wie beschrieben inkubiert, geerntet und mit der APAAP-Methode gefärbt. Vergrößerung 1260 × bzw. 630 ×.
Abb. 14 zeigt die anti-CD4 Färbung (1260 ×), die Abb. 15 die anti-CD 8 Färbung (630 ×).

bzw. Zytokine) unterschiedliche Proliferations- bzw. Differenzierungsschritte ausgelöst werden (siehe Abb. 1). Daher war es wichtig, ob durch TPSg lediglich eine Exprimierung des CD 4 Rezeptors bzw. eine Proliferation CD 4+ T-Zellen ausgelöst wird oder ob auch eine Differenzierung zu voll funktionsfähigen TH-Zellen erfolgt.

Von aktivierten, voll funktionstüchtigen TH-Zellen wird eine Reihe von Lymphokinen (u. IL-2) sezerniert (Abb. 16).

Interleukin-2 ist ein Lymphokin, das insbesondere von aktivierten T-Helferzellen sezerniert wird und somit als ein Kriterium für das Vorhandensein CD 4+ T-Helferzelle gewertet wird.

Deshalb wurden die Kulturüberstände der TPSg-behandelten peripheren Blutleukozyten (PBL) auf ihren Gehalt an IL-2 überprüft. Als Positivkontrolle wurde von uns das Glykoprotein PHA-P eingesetzt, das unter den gleichen Versuchsbedingungen eine deutliche Erhöhung der Il-2 Produktion

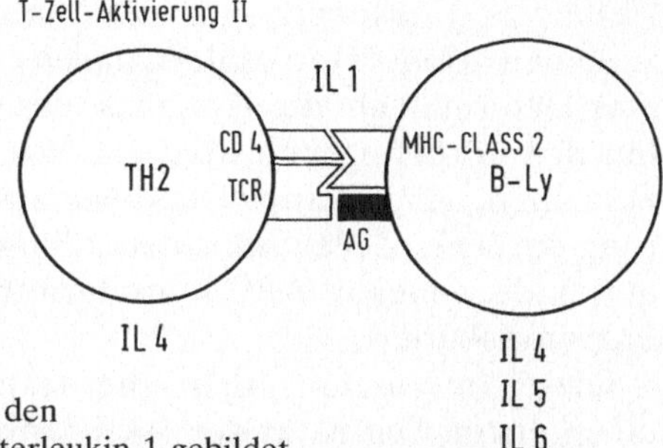

Abb. 16. Antigenpräsentation durch B-Lymphozyten. Nach Bindung des spezifischen Antigens über membranständige Antikörpermoleküle (IgM oder IgD), können B-Zellen (B-Ly) diese Antigen-Antikörper-Komplexe aufnehmen, prozessieren und die umgebauten Antigenfragmente erneut auf der Zellmembran in Assoziation mit MHC-Antigenen der Klasse II exprimieren und den T-Zellen präsentieren. Von den B-Lymphozyten wird auch der Co-Faktor Interleukin-1 gebildet.

im Vergleich zur Negativkontrolle bewirkt. Als Negativkontrolle wurde Lektin-freies DME-Medium eingesetzt.

Zusätzlich wurden die TPSg-induzierten Lymphoblasten mit dem monoklonalen anti-CD25-Antikörper (Okt 26a, anti-Interleukin-2 Rezeptor, TAC-Antigen) auf die Expression von Interleukin-2 Rezeptoren untersucht.

Die TPSg-induzierten T-Zellen zeigten eine im Vergleich zur Negativkontrolle (0,83 U) deutlich erhöhte Interleukin-2-Produktion (24,0 U), die der Lymphokinproduktion der PHA-P-behandelten Kulturen weitgehend entsprach (16,5 U).

Weiterhin konnten auf mehr als 70% der ausgezählten, TPSg-stimulierten, T-Zellblasten Interleukin-2 Rezeptoren nachgewiesen werden.

Diese Ergebnisse sind ein wichtiger Hinweis auf die Induktion von funktionstüchtigen CD 4+ T-Zellen.

Die hohe Produktion von IL-2, die durch TPSg induziert wird,, und die Expression des IL-2-Rezeptors auf über 70% der T-Zellblasten sprechen dafür, daß es sich bei diesen Zellen überwiegend um den Subtypus der TH 1-Zellen handelt.

Ein weiterer Hinweis auf eine TH 1-Aktivierung ergibt sich aus der Tatsache, daß die Aktivierung der T-Zellen durch TPSg durch die Zugabe eines monoklonalen, gegen Interferon-γ gerichteten Antikörpers, dosisabhängig blockiert werden kann.

Die Antigen-spezifische Aktivierung von T-Zellen ist abhängig von zwei unterschiedlichen, aufeinander abgestimmten Funktionen der monozytären Zellen.

Die Monozyten/Makrophagen haben die Aufgabe, Antigen zu binden und zu prozessieren und anschließend den TH-Zellen in einer für sie geeigneten Form in Verbindung mit der Klasse II Histokompatibilitätsantigenen zu präsentieren. Neben der aktiven Prozessierung des Antigens produzieren die Monozyten/Makrophagen das Zytokin Interleukin-1 [Aarden et al., 1979].

Entsprechend dem Zwei-Signale-Konzept [Wagner et al., 1980] benötigen die T-Helferzellen zwei Impulse zur Aktivierung. Diese Aktivierung führt zur Sezernierung von Lymphokinen, z.B. von Interleukin-2, und zur Expression von bestimmten Zellrezeptoren (z.B. Il-2 Rezeptor). Die T-

Helferzellen erkennen auf den Antigen-präsentierenden Zellen (APC's), z. B. den Monozyten/Makrophagen, B-Lymphozyten, dendritische Zellen, eine Determinante des Antigens, das von diesen Zellen zuvor in Assoziation mit den körpereigenen MHC-Strukturen aktiv prozessiert wurde (Erb und Feldmann, 1975; Kappler und Marack, 1976). Als 2. Signal für die Aktivierung der TH1-Zellen wird neuerdings das auch von Monozyten/Makrophagen bzw. weiteren APC's produzierte Il-6 als Il-2-Rezeptor-induzierender Faktor diskutiert.

Diese Interaktion, d. h. die restringierte Antigenerkennung, bewirkt einen ersten Schritt in der Aktivierung von T-Helferzellen. Das Signal für die Aktivierung der TH2-Zellen, die Produktion von Interleukin-1, das von den APC's produziert wird, kann erst in der Folge verarbeitet werden. Dazu exprimieren die TH2-Helferzellen als Folge der restringierten Antigenerkennung an ihrer Oberfläche spezifische Interleukin-1-Rezeptoren, die für die Zelle auf molekularer Ebene das Signal 2, Interleukin-1, weiterleiten.

Interferon-γ ist identisch mit dem Makrophagenaktivierungsfaktor MAF und induziert eine verstärkte Expression von Klasse II MHC Antigenen auf APC's [Arenza-Seisdedos, 1983].

Interleukin-2 steigert die Produktion von Interferon-γ durch T-Zellen [Farrar et al., 1981; Torres et a., 1982].

Arenzana-Seisdedos et al. konnten zeigen, daß Interferon-γ im Zusammenspiel mit Endotoxin respektive Poly IC eine verstärkte Interleukin-1-Sekretion in frischen Monozytenkulturen hervorruft [Arenzana-Seisdedos et al., 1985] (Abb. 16).

Falls TPSg nun über eine Interferon-γ-Produktion eine Interleukin-1 Produktion auslöst, die wiederum ein wichtiges Signal für die Zellproliferation darstellt, müßten Antikörper gegen diese Mediatoren eine Aufhebung oder Verminderung der TPSg-induzierten Proliferation zur Folge haben.

Zu diesem Zweck wurden PBL mit TPSg und verschiedenen Konzentrationen anti-Interleukin-1 und anti-Interferon-γ inkubiert. Beide Antikörper, anti-Interferon-γ und anti-Interleukin-1, führten zu einer, im Gegensatz zu den als Kontrollen eingesetzten unspezifischen Kontrollantikörpern (anti-BSA H12C4, anti-CD8), konzentrationsabhängigen Blockade der TPSg-induzierten Mitogenität für PBL (Abb. 17).

Es erscheint daher naheliegend, daß TPSg eine Steigerung der Interferon-γ-Produktion in T-Zellen bewirkt, die wiederum zu einer Makrophagenaktivierung kombiniert mit einer gesteigerten Produktion von Il-1 und weiteren Zytokinen führt [Arenzana-Seisdedos et al., 1985; Kasahara et al., 1983].

Dieser Mechanismus würde die Aktivierung des autokrinen Mechanismus der Interleukin-2-Rezeptorexpression und Interleukin-2-Synthese und somit die vorwiegende Induktion von CD4- T-Zellen erklären.

Die von uns als Positivkontrollen verwendeten Lektine PHA-P, Con A und PWM zeigten in Übereinstimmung mit der Literatur andere Parameter. Pokeweed-Mitogen (PWM) zeigt beispielsweise eine Aktivierung von B- und T-Zellen, während Phytohämagglutinin (PHA) CD4 und CD8+ T-Zellen (70:30) induziert [Janossy & Greaves, 1971].

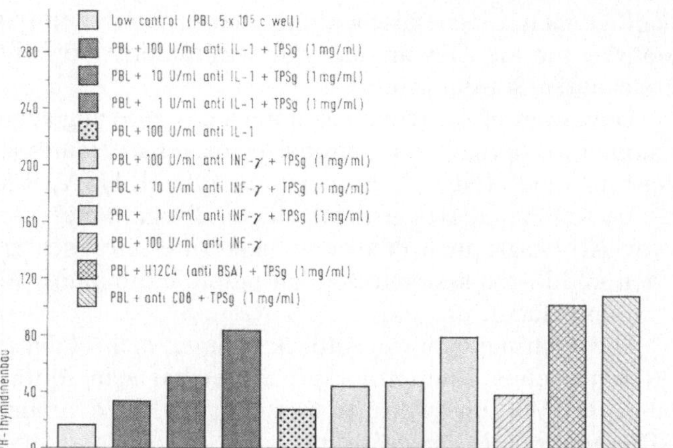

Abb. 17. Dosisabhängige Blockade der TSPg-induzierten-T-Zellaktivierung durch anti-γ-IFN bzw. anti-Interleukin-1 Antikörper:
Der TPSg-Einfluß auf PBL ist durch anti-Interferon-γ und anti-Interleukin-1 Antikörper Dosis-abhängig blockierbar: Die Zellen wurden unter Standardbedingungen inkubiert und anti-Interleukin-1 bzw. anti-Interferon-γ Antikörper und die unspezifischen Kontrollantikörper hinzugefügt. Die Zellen wurden für mindestens 5 Tage inkubiert, während die letzten 12 h der Inkubation mit 0,5 µCi ^{3}H-Thymidin inkubiert wurde. Anschließend wurden die Zellen über das Skatronzellerntegerät geerntet und in einem Szintillationszählgerät ausgezählt.

Die Ergebnisse der vorliegenden Arbeit zeigen, daß TPSg zu einer Monozyten/Makrophagen-abhängigen, anscheinend selektiven Aktivierung von CD 4+ T-Zellen führt.

Der Nachweis einer hohen Interleukin-2-Produktion der T-Zellen spricht dafür, daß es sich bei diesen aktivierten CD 4+ T-Zellen offensichtlich um voll funktionstüchtige TH-Zellen der TH1-Population handelt.

Die vorliegenden in vitro Experimente geben keine Hinweise auf eine Beeinträchtigung der Vitalfunktionen der eingesetzten Zellen durch TPSg, wie sie bei anderen Lektinen zu beobachten ist. Ob TPSg in der Therapie von primären oder sekundären Immundefekten oder als Adjuvans in der Therapie von Tumoren und schweren Infektionen eingesetzt werden kann, muß in weiteren Untersuchungen geklärt werden.

Diese Untersuchungen müssen neben der Toxizität auch die Möglichkeit der Induktion einer Autoimmunantwort ausschließen. Weiterhin sollte eine eindeutige biochemische-pharmazeutische Charakterisierung der in diesem Falle wertbestimmenden Inhaltstoffe durchgeführt werden.

Darüber hinaus sollten auch weiterführende Studien bezüglich der Aufklärung des Wirkungsmechanismus von TPSg, z. B. der Bindung an den CD 4-Rezeptor oder möglicher anderer Rezeptoren sowie eine genaue biochemische Charakterisierung der entsprechenden aktiven, d. h. Rezeptor-bindenden, Determinanten von TPSg durchgeführt werden.

Die bisher vorliegenden Ergebnisse zeigen die Bedeutung und Notwendigkeit der Untersuchung von Pflanzeninhaltsstoffen mit modernen immunologischen, biochemischen und pharmazeutischen-pharmakologischen Verfahren für die Gewinnung von wirksamen, möglicherweise therapeutisch relevanten Substanzen.

Dem trägt in der letzten Zeit auch das groß angelegte „biological response modifier program" am National Institutes of Health (NIH), „National Cancer Institute" (NCI) in Frederic, Maryland, USA, Rechnung.

Im Rahmen dieses groß angelegten Programmes werden von einer Anzahl von Arbeitsgruppen Pflanzeninhaltsstoffe, Stoffwechselprodukte aus Bakterien und Pilzen systematisch auf potentiell immunmodulative Eigenschaften hin untersucht.

Die Pharmakognosie entdeckt immer mehr Pflanzeninhaltstoffe, die im Rahmen einer Immuntherapie einsetzbar sein sollten. Es bleibt daher an uns, ihre Wirkungsweise zu verstehen und sie dann im Sinne einer kurativen Therapie richtig einzusetzen.

Literatur

Arenzana-Seisdedos F, Virelisier JL (1983) Interferons as macrophage activating factors. II. Enhancement of Interleukin-1 secretion in endotoxin-stimulated human monocytes. Eur J Immunol 13: 437 ff

Aspinall GO (1982) „The Polysaccharides". Chapt. 3, S 45 ff. Pergamon Press, Oxford

Baba M, Pauwels R, Balzarini J, Arnout J, Desmyter J, DeClerq E (1988) Mechanism of inhibitory effect of dextran sulfate and heparin on replication of human immunodeficiency virus in vitro. Proc Natl Acad Sci USA 85: 6132 ff

Beuscher N, Kopanski W (1986) Purification and biological charakterization of antiviral substances from Thuja occidentale L. In: "37th Annual Congress on Medicinal Plant Research", Hamburg 22.–27. Sept. 1986, Abstract of Short lectures, Planta Medica, p. 75

von Boehmer H (1988) The development biology of T-lymphocytes. Annual Review of Immunology 6: 309 ff

Bloom BR (1980) Interferons and the immune system. Nature 284: 593 ff

Bohn B, Nebe CT, Birr C (1987) Durchfluß zytometrischer Untersuchungen auf immunmodulatorische Wirkungen von Eleutherococcus senticosus-Extract. Arzneimittelforsch/Drug Res 37 (II): 10, 1193 ff

Busch W (1868) Niederrheinische Gesellschaft für Natur- und Heilkunde in Bonn. Aus der Sitzung der Medicinischen Section vom 13. November 1867. Berlin Klin Wschr 5: 137 ff

Caldes G, Prescott B, Thomas II CA, Bahr PJ (1981) Characterization of a polysaccharide from Carthamus tinctorius that cross reacts with type III pneumococcae polysaccharide. J Gen: Appl Microbiol 27: 157 ff

Cherwinski HM, Schuhmacher JH, Brown KD, Mosmann TR (1987) Two types of mouse helper T-cell clones. III. Further differences in lymphokine synthesis between TH1 and TH2 clones revealed by RNA hybridization, functionally monospecific bioassays and monoklonal antibodies. J Exp Med 166: 1229 ff

Corbel C, Melchers F (1983) Requirement for macrophages or for macrophage-or T-cell-derived factors in the mitogenic stimulation of murine B lymphocytes by lipopolysaccharides. Eur J Immunol 13: 528 ff

Doherty PC, Zinkernagel RM (1975) A biological role for the major histocompatibility antigens. Lancet 2: 1406 ff

Dorf EM, Benacerref B (1984) Suppressor cells and immunoregulation. Ann Rev Immunol 2: 127 ff

Durum SK, Schmidt JA, Oppenheim JJ (1985) Interleukin-1: An immunological perspective. Ann Rev Immunol 3: 263 ff

Eichelberg D, Schmutzler W (1983) Pharmakologische Aspekte der Immunstimulantien. Immun Infekt 11: 109 ff

Erb P, Feldman M (1975) The role of macrophages in the generation of T-Helper cells. II. The genetic control of the macrophage-T-cell interaction for helper cell induction with soluble antigens. J Exp Med 142: 460 ff

Franz G, Kraus J (1987) Pflanzliche Polysaccharide mit Antitumorwirkung. Zeitschrift für Phytotherapie 8: 114 ff

Frohman MA, Martin GR (1989) Cut, Paste and Save: New approaches to altering specific genes in mice. Cell 56: 145 ff

Gery I, Waksman BH (1972) Potentiation of the T-lymphocyte response to mitogens. II. The cellular source of potentiating mediator(s). J Exp Med 136: 143 ff

Gillis S, Mochizuki DY, Conlon PJ, Hefeneider SH, Ramthum CA, Gillis AE, Frank MB, Henney CS, Watson JD (1982) Molecular characterisation of Interleukin-2. Immunol Rev 63: 167 ff

Gillis S, Mizel SB (1981) T-cell lymphoma model for the analysis of Interleukin-1 mediated T-cell activation. Proc Natl Acad Sci, USA, 78: 1133 ff

Gohla S, Neth RD (1988) Gezielte Immunstimulation von T-Helfer Zellen durch Polysaccharidfraktionen der Cupressaceae „Thuja occidentale L.". Therapeutikon

Gohla S, Haubeck H-D, Neth RD (1988) Mitogenic activity of high molecular polysaccharide fractions from the plant „Thuja occidentale L." I. Monocyte-dependent induction of CD4+ T-helper cells. Leukemia, 2, 8: 528 ff

Gohla S, Haubeck H-D, Soltau H, Neth RD (1988) Induktion CD 4 positiver T-Helfer/inducer Zellen durch hochmolekulare Polysaccharidfraktionen der Cupressaceae „Thuja occidentale L.". In: „Symposium": Zell und Molekularbiologische Aspekte der Klinischen Chemie, 29 ff

Gohla S, Haubeck H-D, Soltau H, Schrumm S, Neth RD (1988) Induction of CD 4+ and Okt 17+ T-Helper cells by high molecular polysaccharides isolated from „Thuja occidentale L.". „Modern trends in human leukemia VIII", Eds Neth R, Gallo RC, Greaves MF, Gaedicke G, Gohla S, Mannweiler K, Ritter J, Springer Verlag, New York Heidelberg London, im Druck

Hager's Handbuch der pharmazeutischen Praxis. 4. Ausgabe, 6. Band. Thuja 155 ff

Hans R (1970) Die Zusammensetzung nichtcellulosischer Polysaccharide in verschiedenen Altersstufen des Holzes von Thuja occidentalis und Abies dablemensis. Holzforschung 24: 60 ff

Harnischfeger G, Stolze H (1981) Notabene Medici 11: 448 ff

Haubeck H-D, Kölsch E (1982) Regulation of immune responses against the syngeneic ADJ-PC-5 plasmocytoma in Balb/c mice. III. Induction of specific T-suppressor cells to the Balb/c plasmocytoma ADJ-PC-5 during early stages of tumorigenesis. Immunology 47: 503 ff

Haubeck H-D, Kölsch E (1985) Isolation and characterization of in vitro and in vivo function of the tumorspecific T-suppressor (Ts) clone A12-D11 from a Balb/c mouse bearing the syngeneic plasmocytoma ADJ-PC-5. J-Immunol 135: 4297 ff

Haubeck H-D, Kloke O, Kölsch E (1986) Analysis of T-suppressor cell mediated tumor escape mechanisms. Current Topics Microbiol Immunol 126: 225 ff

Haubeck H-D, Minkenberg I, Kölsch E (1988) Selektive in vitro activation of Balb/c T-suppressor lymphocytes specific for syngeneic ADJ-PC-5 plasmocytoma cells. Clin Exp Immunol 74: 53 ff

Janeway CA, Carding S, Jones B, Murray J, Portoles P, Rasmussen R, Rojo J, Saizawa K, West J, Bottomly K (1988) CD4+ T cells: Specificity and Function. Immunological Rev 101: 40 ff

Janossy G, Greaves MF (1971) Lymphocyte activation. I. Response of T-and B-Lymphocytes to phytomitogens. Clin. Exp. Immunol 9: 483 ff

Jerne NK (1984) Idiotypic networks and other preconceived ideas. Immunol Rev 79: 5 ff

Kappler JW, Marrack PC (1976) Helper T cells recognize antigen and macrophage surface components simultaneously. Nature 262: 797 f.

Kasahara T, Hooks JJ, Dougherty SF, Oppenheim JJ (1983) Interleukin2-mediated interferon (IFN-y) production by human T-cells and T-cell subsets. J Immunol 130: 1784 ff
Kaye J, Gillis S, Mizel SB, Shevach EM, Malek TR, Dinarello CA, Lachman LB, Janeway CA (1984) Growth of a cloned helper T cell line induced by a monoclonal antibody specific for the antigen receptor. Interleukin-1 is required for the expression of receptors for interleukin-2. J Immunol 133, 1339 ff
Khurana PSM (1971) Effect of homoeopathic drugs on plant viruses. Planta Medica 20: No 2, 142 ff
Klein J (1982) Immunology: The science of self-nonself discrimination. New York
Kloke O, Haubeck H-D, Kölsch E (1986) Evidence for a T suppressor cell inducing antigeneic determinant shared by ADJ-PC-5 plasmocytoma and syngeneic Balb/c spleen cells. Eur J Immunol 16: 659 ff
Koprowski H, Herlyn D, Lubeck M (1984) Human anti-idiotype antibodies in cancer patients: Is the modulation of the immune response beneficial for the patient? Proc Natl Sci 81: 216 ff
Kraus J, Franz G (1987) Schleimpolysaccharide aus Wollblumen. Deutsche Apotheker Zeitung 127. Jhrg 13: 665 ff
Larsson E-L, Iscove NN, Coutinho A (1980) Two distinct factors are required for induction of T-cell growth. Nature 283: 664 ff
Lowenthal JW, MacDonald HR (1986) Binding and internalization of interleukin-1 by T-cells. Direct evidence for high and low-affinity classes of interleukin-1 receptor. J Exp Med 164: 1060 ff
Lucic ML, Mitchison NA (1984) Self-and allo-specific T suppressor cells evoked by intravenous injection of F protein. Eur J Immunol 14: 766
Maeda JY, Chihara, G (1971) Lentinan, a new immuno-accelerator of cell-mediated responses. Nature 229:634 ff
Mizel SB (1982) Interleukin-1 and T cell activation. Immunological Rev 63:51 ff
Nauts HC, Fowler GA, Bogatko FH (1953) A review of the influence of bacterial infection and of bacterial products (coley's toxins) on malignant tumors in man. Acta Med Scand 145 (suppl.): 1 ff
Neth R (1979) Blutbild und Urinstatus. Springer Verlag Berlin Heidelberg New York Tokyo
Rajewski K, Takemori T (1983) Genetics, expression and function of idiotypes. Ann Rev Immunol 1: 569 ff
Reinherz EL, Acuto O, Fabbi M, Bensussan A, Milanese C, Royer HD, Meuer St C, Schlossman SF (1984) Clonotypic surface structure on human T-lymphocytes: functional and biochemical analysis of the antigen receptor complex. Immunol Rev 81: 95 ff
Reinherz EL, Haynes BF, Nadler LM, Bernstein JD (1986) Leukocyte typing II. Vol. 3 Human myeloid and hematopoetic cells. Springer Verlag New York Berlin Heidelberg Tokyo
Stimpel M, Proksch A, Wagner H, Lohmann-Matthes ML (1984) Macrophage activation and induction of cytotoxicity by purified polysaccharide fractions from the plant Echinacea purpurea. Infection & Immunity 46: 845 ff
Unanue ER (1978) The regulation of lymphocyte function by the macrophage. Immunological Rev 35: 97 ff
Vollmar A, Schäfer W, Wagner H (1986) Immunologically active polysacharides of Eupatorium cannabinum and Eupatorium perfoliatum. Phytochemistry 25: No 2, 377 ff
Wagner HJ, Ries-Maurer A, Vollmar S, Odenthal H, Stuppner K, Jurcic M, Le Turdu M, Heur JH (1984) Immunstimulierend wirkende Polysaccharide (Heteroglykane) aus höheren Pflanzen. Arzneimittelforschung/Drug Res 34: 659 ff

Über neurogene Wirkungen von *Ruta graveolens*

Ch. Bautz, K. H. Bohuslavizki, W. Hänsel, A. Kneip, E. Koppenhöfer,
W.-D. Möller

Einleitung

Die Wein- oder Gartenraute, *Ruta graveolens* (Abb. 1), gehört wie der bei
uns seltene Diptam zur Familie der Rutaceen. Diese sind in gemäßigt trok-
ken-warmen Regionen verbreitete, etwa 60 Arten umfassende strauchartige
Gewächse. Wäßrige Auszüge von *Ruta graveolens* und *Ruta chalepensis*
werden, *per os* appliziert, vorwiegend in einigen Ländern Südamerikas, aber
auch in Indien und anderenorts in der Volksmedizin u. a. als *Antihelmin-
thikum, Emetikum, Abortivum* und interessanterweise als *Spasmolytikum*
und *Lokalanästhetikum* eingesetzt [Minker et al., 1979; Montes Giraldo,
1981]. Besonders bemerkenswert erschienen uns die in fast allen Quellen
ähnlich wiederkehrenden Angaben über günstige Wirkungen auf die
gestörte Motorik.

Auch in Europa ist *Ruta graveolens* eine seit alters her in der Volksheilkunde verwendete Arzneipflanze. Sie enthält eine Vielzahl von – teilweise
auch in anderen Rutaceen vorkommenden – Inhaltsstoffen und gehört
bezüglich Zusammensetzung und Struktur dieser Stoffe zu den inzwischen
sehr gut untersuchten Arzneipflanzen [Petit-Paly et al., 1982]. Folgende
wesentliche Inhaltsstoffgruppen, die ihrerseits wieder mehr oder minder
komplexe Gemische zahlreicher chemisch definierter Einzelkomponenten
sind, können genannt werden (Abb. 2): 1. Das den typischen Geruch der
intensiv duftenden Pflanze ausmachende ätherische Öl. Einige Komponenten wie z. B. 2-Nonanon und 2-Undecanon können zur Unterscheidung von
Ruta graveolens und *Ruta chalepensis* herangezogen werden [Kubeczka,
1971]. 2. Flavonoide, von denen das bekannteste und später auch in vielen
anderen Pflanzen gefundene Rutin (= Rutosid) zuerst aus *Ruta graveolens*
isoliert wurde. 3. Eine größere Anzahl von Cumarinderivaten, wobei einige
Furocumarine für die Phototoxizität insbesondere frischer Rautenpflanzen
verantwortlich sind. 4. Die erst in neuerer Zeit strukturell aufgeklärten
Chinolin- und Acridonderivate [Petit-Paly et al., 1982], denen die bereits
erwähnten spasmolytischen Eigenschaften zugeschrieben werden. Dieser
Inhaltsstoffreichtum könnte die besonders in der älteren Literatur wie auch
im volksheilkundlichen Schrifttum aufgeführten, sehr umfangreichen nach-
gewiesenen oder vermuteten Heilwirkungen der Zubereitungen aus *Ruta
graveolens* wie z. B. Ruta-Tee erklären.

Im modernen Arzneischatz spielt – zumindest in Deutschland – die heute
weit verbreitete Pflanze nur noch eine geringe Rolle. Verwendung findet sie

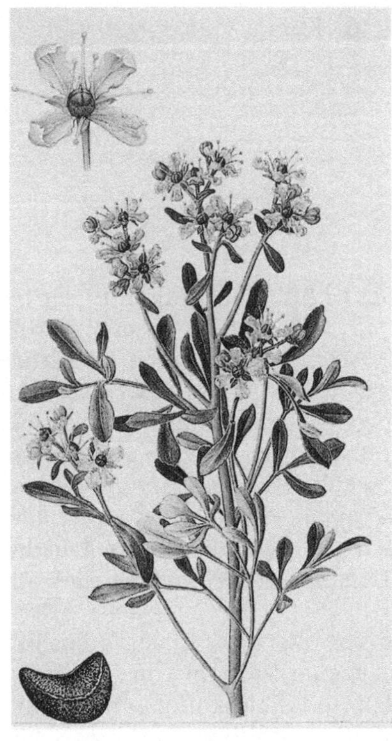

Abb. 1. *Ruta graveolens L.*
Aus: Schwester Bernardines große
Naturapotheke © 1983
Mosaik Verlag GmbH München.

in einigen Phytotherapeutika, gelegentlich in der Volksheilkunde und der Homöopathie [Braun und Frohne, 1987; Homöopathisches Arzneibuch, 1978]. Auf Grund ihres aromatischen Geruchs und Geschmacks dient sie ferner als Gewürz und in bestimmten Gegenden zur Bereitung eines Rautenschnapses, dem eine magenstärkende Wirkung zugeschrieben wird.

Ein Blick in die neuere Literatur zeigt [vgl. z. B. Reisch et al., 1978, Wolters und Eilert, 1981], daß alle vier Inhaltsstoffgruppen Gegenstand sehr ausführlicher biologischer wie auch chemischer Untersuchungen waren und sind. Es kann daher davon ausgegangen werden, daß sämtliche in größerer Menge vorkommenden Inhaltsstoffe bereits bekannt und größtenteils chemisch sehr gut charakterisiert sind.

Demgegenüber treten Zahl und Umfang fundierter Berichte über die Pharmakologie der einzelnen Inhaltsstoffe – wie übrigens auch solche über die Wirkung der ganzen Pflanze – deutlich zurück [vgl. z. B. Minker et al., 1979; Schneider, 1965], sieht man einmal ab von Arbeiten über einige lange bekannte, auch in anderen Pflanzen vorkommende Wirkstoffe, die sehr eingehend pharmakologisch charakterisiert sind, wie z. B. Rutin, sowie von neueren Forschungsergebnissen über die antimikrobielle Wirksamkeit von Acridonepoxid-Alkaloiden [Eilert et al., 1984; Nahrstedt et al., 1984] und toxikologischen *in vitro* Untersuchungen über potentiell gentoxische Wirkungen von Ruta-Inhaltsstoffen [Häfele und Schimmer, 1988].

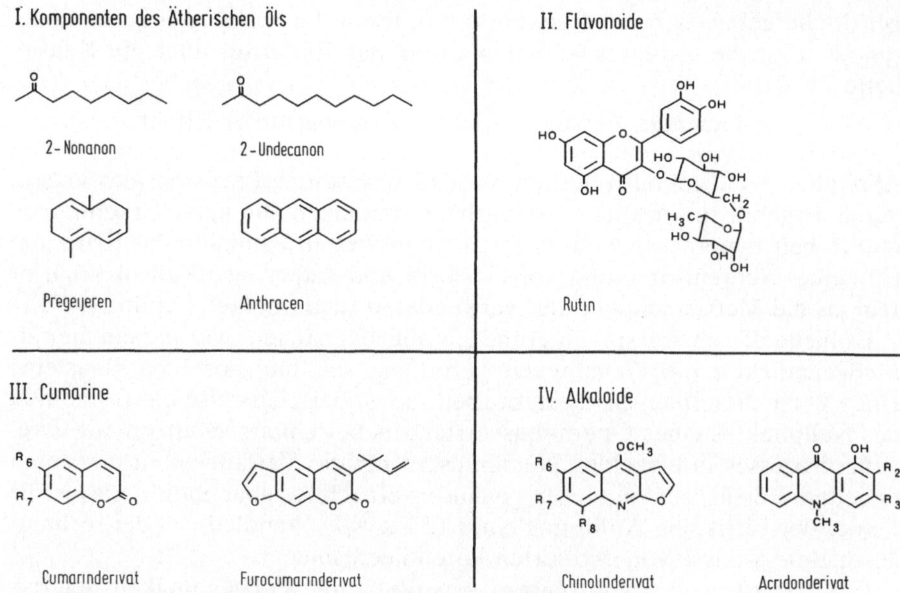

Abb. 2. Ausgewählte Inhaltsstoffe von *Ruta graveolens*.

Anlaß zur Beschäftigung mit Ruta gaben vor einiger Zeit mündliche Berichte aus Südamerika, wonach die Einnahme eines aus Ruta bereiteten Tees günstige Wirkungen auf die Symptomatik der *Encephalomyelitis disseminata* (Multiple Sklerose, MS) zeigen soll (V. Carstens, persönliche Mitteilung). Diese bezüglich ihres klinischen Verlaufes so außerordentlich variante Entmarkungserkrankung ist histologisch vor allem durch perivaskuläre Herde im Bereich der Seitenventrikel des Gehirns charakterisiert. Der hier zu beobachtende Verlust des Myelinmantels markhaltiger Nervenfasern führt durch vielfältige Störungen der Erregungsleitungsfunktion zu typischen neurologischen Ausfallserscheinungen.

An dieser Stelle soll über Planung und Beginn einer exemplarisch angelegten Studie berichtet werden, die die Überprüfung des Wahrheitsgehaltes der angeblich günstigen Ruta-Wirkung bei MS-Kranken zum Gegenstand hat.

Die Strategie

Bei den durchzuführenden Experimenten orientierten wir uns an der an sich trivialen Maxime, daß die Kausalverknüpfung zwischen den jeweils gewollt herbeigeführten Versuchsvariablen und den daraufhin beobachteten Effekten zu optimieren sei. Gerade im biologischen Bereich sieht sich jedoch der Experimentator auf Grund einer zumeist sehr komplexen Versuchsanordnung mit einer Fülle von Störgrößen im meßtechnischen Sinne konfrontiert, von denen deshalb jede einzelne in Bezug auf ihre Einflüsse auf die jeweiligen Meßergebnisse zu analysieren und in ihren Auswirkungen zu minimieren ist. Erst die erfolgreiche Minimierung des Einflusses aller die Kausalkette

Gewollte Versuchsvariable → Beobachteter Effekt

störenden, weil unkontrollierten Variablen gestattet Präzisionsmessungen, deren Ergebnisse wirklich verläßliche Grundlagen für neue Erkenntnisse und Arbeitshypothesen sind, denn „auch im besten Fall kann das Kriterium (für eine Übereinstimmung von Theorie und Experiment) nicht schärfer sein als die Meßgenauigkeit der verwendeten Instrumente" [Kuhn, 1977].

Es hieße diesen Ausspruch gründlich mißzuverstehen, würde man hier als Meßgenauigkeit die Genauigkeit vermuten, die die einzelnen Bausteine eines Versuchsaufbaus *per se* aufweisen. So ist beispielsweise die Instabilität des Nullpunktes eines Operationsverstärkers bei Untersuchungen des Erregungsprozesses in einzelnen Nervenfasern für die Verläßlichkeit der damit erzielten Versuchsdaten sicher genauso vernachlässigbar klein, wie es die Fehler der vertikalen Auflösung eines 12 Bit A/D Wandlers bei der rechnergestützten Analyse von evozierten Potentialen sind.

Gemeint ist vielmehr in obigem Ausspruch die Meßgenauigkeit der verwendeten technischen Komponenten im Zusammenwirken mit dem jeweiligen Untersuchungsobjekt, hier ein einzelnes Axon, dort eine Versuchsperson. Deshalb muß, um im Bild zu bleiben, beispielsweise der funktionell bedeutsamen morphologischen Variabilität verschiedener Axone genauso sorgfältig Rechnung getragen werden wie unterschiedlichen Ausgangslagen verschiedener (oder sogar gleicher!) Versuchspersonen bei Verlaufskontrollen evozierter Potentiale. Nur so lassen sich Fehl- oder Überinterpretationen sicher vermeiden.

Bei Beachtung obiger Maxime wird die systematische Streuung der Versuchsergebnisse gesenkt. Dadurch kann auch die Zahl der für statistisch signifikante Ergebnisse notwendigen Experimente reduziert werden. Neben einer hierdurch erzielten Optimierung der Nutzung der zur Verfügung stehenden Ressourcen an Sachmitteln, „man-power" und vor allem an Zeit, kann im tierexperimentellen Teil des Projektes somit die Zahl der zu tötenden Tiere nachhaltig vermindert werden, ohne die Zuverlässigkeit der erzielten Ergebnisse zu beeinträchtigen. Nach alledem bot sich, ohne hier weiter auf erkenntnistheoretische Aspekte eines synergistischen Vorgehens benachbarter Disziplinen einzugehen, ein dreigleisiger Ansatz an:

1. *Neurophysiologische Experimente zur Wirkung von Ruta-Teeauszügen an isolierten myelinisierten Axonen*. Man vermindert die oben erwähnte Problematik der ungenügenden Korrelation zwischen den Meßergebnissen und der gewollten Versuchsvariablen bei Experimenten am intakten Tier, wenn man das zu untersuchende Organ, in diesem Fall also ein einzelnes Axon, befreit von Wechselwirkungen mit Kreislauf, Stoffwechsel und anderen Regulationsmechanismen im Organbad Auszügen der zu untersuchenden Droge aussetzt. Das Nahziel dieser Untersuchungen ist,

den Mechanismus der oder des relevanten Wirkstoffe(s) von Ruta, unverschleiert durch überlagerte pathologische Prozesse, zunächst an gesunden Axonen zu verstehen. Nach Abschluß dieser Phase sollen mit der gleichen Technologie experimentell entmarkte Axone mit Ruta-Auszügen untersucht werden. Hierbei wird geprüft werden, ob die von uns entwickelte Arbeitshypothese zur Ruta-Wirkung (s. S. 107) tatsächlich zutrifft oder gegebenenfalls Modifikationen bzw. Erweiterungen bedarf.

2. *Pharmazeutisch-chemische Untersuchungen zur Bestimmung und Isolation der Wirkstoffe, die die in neurophysiologischen Experimenten beobachteten Wirkungen hervorrufen.* Das Ziel dieser Untersuchungen ist eine Isolation und Bestimmung, gegebenenfalls auch eine Synthese, der oder des Wirkstoffe(s), um zunächst die unter 1. und später auch die unter 3. genannten Untersuchungen gezielter durchführen zu können. Anfänglich werden nach einem standardisierten Verfahren des Deutschen Arzneibuches (1978, DAB 8) wäßrige Drogenauszüge zubereitet, deren Prüfung Hinweise auf jene Drogenchargen ergeben sollen, die den höchsten Gehalt am vermuteten Wirkprinzip aufweisen. Das diesen Drogenchargen zugrundeliegende Pflanzenmaterial muß sorgfältig bestimmt werden, um gezielt weiteres identisches Drogenmaterial zu beschaffen oder züchten zu lassen. Bekanntlich kann der Wirkstoffgehalt von Arzneipflanzen in Abhängigkeit vom Vegetationszeitpunkt, den Wachstumsbedingungen sowie auch dem Vorliegen unterschiedlicher chemischer Rassen bei morphologischer Identität sehr verschieden sein.
Ein wäßriger Ruta-Auszug („Tee") stellt eine äußerst komplexe Vielkomponentenmischung dar. Bei ihrer Einwirkung auf die isolierte Nervenfaser *in vitro* besteht die Gefahr der Vortäuschung einer spezifischen Wirkung durch nicht erkannte zusätzliche Versuchsvariablen, wie z. B. ein vom normalen Badmedium abweichender Gehalt des Ruta-Tees an kleinen Ionen. Zur Eingrenzung der Wirkkomponenten wird daher eine Fraktionierung des Ruta-Gesamtauszuges in Inhaltsstoffklassen, z. B. charakterisiert durch unterschiedliche Lipophilie oder Basizität, hilfreich sein. Daran anschließend sollen die einzelnen Inhaltsstoffe von Ruta isoliert und für die neurophysiologischen Tests bereitgestellt werden.

3. *Untersuchungen zur neurologischen Leistungsermittlung bei MS-Patienten unter Medikation mit Ruta-Tee.* Neben Untersuchungen von Motorik und Spastik unter der Medikation wird als objektiver Parameter die Latenz evozierter Potentiale gemessen. Sie stellt den Zeitbedarf für die Impulsfortleitung vom jeweiligen Reizort bis zum entsprechenden Hirnareal dar und ist somit ein Maß für die Nervenleitungsgeschwindigkeit. Da diese durch Entmarkungserkrankungen oft verlangsamt wird, ist gerade bei der Multiplen Sklerose die Latenz evozierter Potentiale in der Regel verlängert [Maurer et al., 1988; Poeck, 1987]. Überlegungen auf der Basis der Ionentheorie der Erregung [Hodgkin und Huxley, 1952] legten nahe, daß Kaliumstromblocker, wie sie in Ruta enthalten sind, die MS-

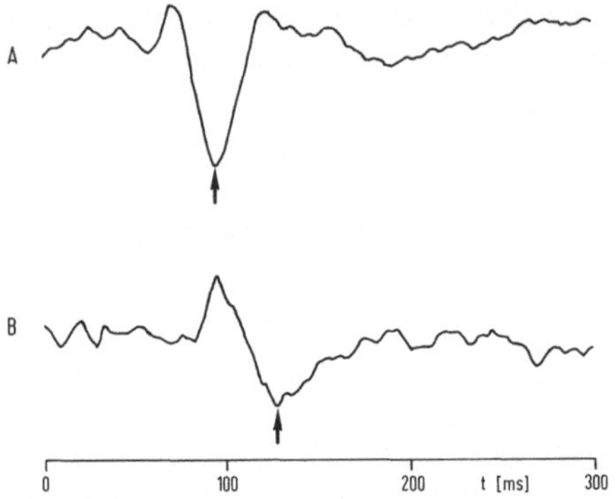

Abb. 3. Visuell evozierte Potentiale, durch Schachmusterumkehrreize ausgelöst von 15' Kantenlänge.
A: Normaler Befund, P₂-Welle nach einer Latenz von etwa 100 ms.
B: Befund bei chronischer Multipler Sklerose, P₂-Welle nach etwa 130 ms.
Aus: Maurer et al. (1988). Umgezeichnet.

bedingte Verlängerung der Latenzzeiten (vgl. Abb. 3) verkürzen und damit Störungen der Motorik verbessern könnten. Deshalb ist das Ziel dieser Untersuchungen, etwaige Ruta-bedingte Veränderungen am klinischen Zustand MS-Kranker auch durch Registrierung optisch oder somatisch evozierter Potentiale meßtechnisch zu quantifizieren und damit zu objektivieren [Jones et al., 1983, Nuwer und Namerov, 1981]. Den Patienten belastende oder gar invasive Untersuchungen sind nicht geplant (s. S. 105).

Methoden und Ergebnisse

1. Neurophysiologischer Ansatz. Wir isolierten einzelne gesunde, myelinisierte Nervenfasern aus dem *Nervus ischiadicus* des Frosches, von denen bekannt ist, daß ihre elektrische Erregbarkeit sehr weitgehend der Nervenfunktion von Warmblütern und damit der des Menschen entspricht. Die Isolation der Axone geschah unter bestmöglicher Erhaltung der sog. Dehnungsreserve peripherer Nerven (vgl. Abb. 4), so daß von einer Minimierung präparationsbedingter mechanischer Irritation ausgegangen werden konnte [Koppenhöfer et al., 1987]. Dies bedeutet, daß die nachfolgenden, *in vitro* erhobenen Befunde im Sinne der eingangs erwähnten Strategie mit derzeit größtmöglicher Sicherheit auf die tatsächlichen Funktionsabläufe im Axon des lebenden Organismus übertragen werden dürfen.

Als Untersuchungstechnik wählten wir zunächst die Methode der Messung des Membranpotentials (also des Ruhepotentials und Aktionspotentials) nach Frankenhaeuser (1957). Wir applizierten den Infus von *Ruta graveolens* zubereitet nach DAB 8 mit dem normalen Badmedium für Kaltblüterexperimente, also Ringer Lösung (in mmol/l: NaCl: 112,0; KCl: 2,5: CaCl₂: 2,0; BES-Puffer: 5,0 (s. S. 99 und vgl. Tab. 1)), und sahen starke, reversible Effekte auf das Membranpotential des untersuchten Ranvierschen Schnürrings. Abbildung 5A zeigt das normale Ruhemembranpotential eines Ranvierschen Schnürrings von etwa −80 mV zu Versuchsbeginn, dem

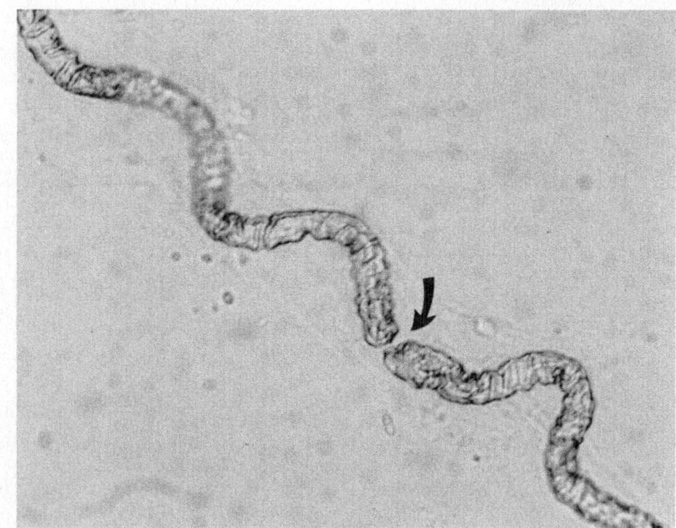

Abb. 4. Intaktes myelinisiertes Axon des Wasserfrosches mit einem Ranvier-schen Schnürring (Pfeil) und weit-gehend erhaltener Dehnungsreserve, kenntlich an einer ausgeprägten Schlängelung. Nervenfaserdurch-messer: etwa 20 µm.

Charge	Bezugs-quelle	Na^+ [mmol/l]	K^+ [mmol/l]	Ca^{2+} [mmol/l]	Mg^{2+} [mmol/l]
1 Herb.	Ibiza	n.n.	25,1	4,3	4,6
1 Fol.	Ibiza	n.n.	26,3	3,7	4,4
1 Ram.	Ibiza	n.n.	18,5	3,0	2,1
(n.Verdünnung)		n.n.	6,2	2,3	0,7
2 Herb.	Barcelona	n.n.	17,5	4,1	4,9
2 Fol.	Barcelona	n.n.	24,5	5,6	7,4
2 Ram.	Barcelona	n.n.	15,4	6,1	3,7
2 Lign.	Barcelona	n.n.	10,7	2,6	1,0
(n.Verdünnung)		n.n.	5,4	2,3	0,5
2 Lign.,pulv.	Barcelona	n.n.	9,5	2,9	1,3
3 Herb.	Fa.Caelo	n.n.	43,1	2,9	5,4
4 Herb.	Soria	n.n.	. 33,8	4,3	5,3
5 Herb.	Fa.Bauer	113,6	44,3	2,9	4,6
5 Herb.,pulv.	Fa.Bauer	n.n.	42,8	3,2	5,1
12 Fol.	Chile	n.n.	71,5	3,4	7,1
12 Ram.	Chile	n.n.	39,6	2,0	1,7
13 Herb.	Polen	n.n.	27,5	2,5	5,5
Referenz: Ringer-Lösung		112,0	2,5	2,0	0,0

Tabelle 1. Für *in vitro* Versuche besonders wichtige Ionenkonzentrationen in Teeauszügen verschiedener Ruta-Chargen. Nur die Teeauszüge der Chargen 1 Ram. und 2 Lign. konnten durch Verdünnung mit kaliumfreier Ringer Lösung bezüglich der K^+- und der Ca^{2+}-Konzentration der normalen Ringer Lösung (Referenz) hinreichend genau angenähert werden (n. Verdünnung).

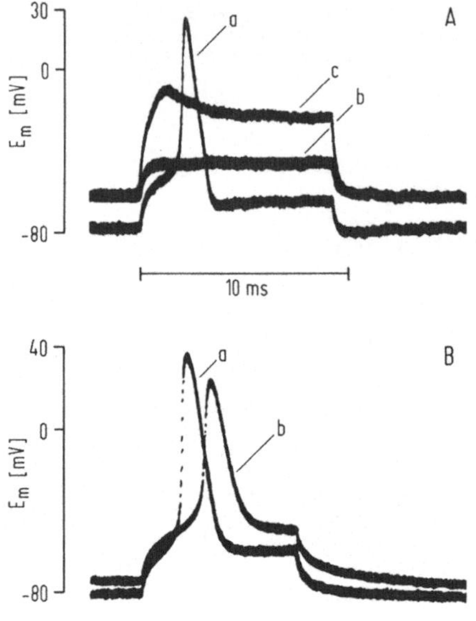

Abb. 5. Membranpotentialänderungen an einem einzelnen, lebenden Ranvierschen Schnürring bei Reizung mit etwa 9 ms langen rechteckförmigen Reizen. A: Prüfung der Wirkung eines Tees, bereitet aus der Ruta Charge 4 Herb. ohne Berücksichtigung der sich dabei ergebenden Erhöhung der Kalium- und Calciumionenkonzentration im Badmedium (vgl. hierzu Tab. 1). B: Prüfung der Wirkung eines Tees aus der Charge 1 Ram. (n. Verdünnung) mit vernachlässigbar kleiner Konzentrationserhöhung an Kalium- und Calciumionen, gleichbedeutend mit einer 3-fachen Verdünnung im Vergleich zu A. a: unter Normalbedingungen, normales Aktionspotential am Beginn des Reizes; b und c: unter Einwirkung der jeweiligen Ruta-Charge. a und b: gleiche Reizstärke; c: doppelte Reizstärke.

ein durch einen depolarisierenden (nach oben gerichteten) rechteckförmigen Reizimpuls von etwa 9 ms Dauer ausgelöstes Aktionspotential (a) überlagert ist. Die Applikation des Ruta-Auszuges verursachte innerhalb weniger Sekunden eine Depolarisation um ca. 15 mV, gleichzeitig wurde der zuvor überschwellige Reiz unterschwellig (b). Erhöhung der Reizstärke auf das Doppelte führte nur zu einer stärkeren, jedoch nach wie vor unterschwelligen Antwort (c). Ein Ruta-Infus auf der Basis gewöhnlicher Ringer Lösung bewirkt also am isolierten, intakten Axon eine Depolarisation und vor allem einen Leitungsblock, wobei die bekannte Potentialabhängigkeit der sog. Natriuminaktivierung (Frankenhaeuser, 1959) nahelegt, daß der Leitungsblock möglicherweise nur die Folge der Depolarisation ist. Deshalb galt es, die Ursache der durch Ruta bedingten Depolarisation zu suchen.

Die bekannte Abhängigkeit des Ruhepotentials der Nervenmembran von der Kaliumionenkonzentration [Huxley und Stämpfli, 1951] läßt als Ursache für die beobachtete Depolarisation eine erhöhte Kaliumionenkonzentration im Ruta-Infus vermuten, zumal Pflanzenzellen, sehr ähnlich wie auch tierische Zellen, gewöhnlich einen hohen Kaliumgehalt aufweisen. Wir bestimmten daher den Ionengehalt in mit Ringer Lösung bereiteten Tees verschiedener kommerziell erhältlicher Ruta-Chargen (in Tabelle 1 mit Nummern versehen), wobei wir nach Möglichkeit zwischen dem Kraut (Herb.), d. h. allen oberirdisch wachsenden Pflanzenteilen mit Ausnahme der Früchte, Blättern (Fol.), Stengeln (Ram.) und verholzten Anteilen (Lign.) unterschieden. Dabei zeigte sich sowohl die erwartete Erhöhung der Kaliumionenkonzentration, als auch ein Anstieg der Calciumionenkonzentration, die in den einzelnen Chargen allerdings unterschiedlich stark waren. Hierbei ist zu bedenken, daß bereits ein geringer Anstieg der Konzentration der

„Trigger-Substanz" Ca^{2+} erhebliche Veränderungen im Verhalten der Nervenmembran bewirken kann [Frankenhaeuser und Hodgkin, 1957] und zwar gerade in der Weise, daß das Auftreten eines Leitungsblocks begünstigt wird. Darüberhinaus macht der unterschiedliche Gehalt der bisher untersuchten Ruta-Chargen an kleinen Ionen klar, wie wichtig es zukünftig sein wird, von weitgehend standardisiertem Pflanzenmaterial auszugehen.

Um trotzdem kurzfristig die *in vitro* Versuche wenigstens mit einigen Ruta-Chargen fortsetzen zu können, wurde sowohl der Ruta-Infus der Charge 1 Ram. im Verhältnis 1:2 als auch derjenige der Charge 2 Lign. im Verhältnis 1:1 mit kaliumfreier Ringer Lösung verdünnt. Wir erhielten so zwei Testlösungen (siehe Tab. 1: „n. Verdünnung"), deren jeweilige Erhöhung der Kalium- bzw. Calciumionenkonzentration so gering war, daß sie bei den nachfolgenden Auswertungen der Wirkungen der betreffenden Ruta-Chargen nachgewiesenermaßen keine meßbare Rolle mehr spielte. Bei Wiederholung des in Abbildung 5A gezeigten Experiments mit derart korrigierten Testlösungen beobachteten wir deshalb erwartungsgemäß eine nur viel geringere Depolarisation (Abb. 5B). Der wichtigste Befund war hierbei jedoch, daß gegenüber Ringer Lösung (a) die Erregbarkeit unter Ruta (b) im wesentlichen unverändert blieb, sieht man von einer geringfügig verlängerten Latenz (= Zeitintervall zwischen Reiz und Beginn des Aktionspotentials) sowie einer leichten Abnahme der Amplitude des Aktionspotentials ab. Darüberhinaus war die Beobachtung, daß Ruta die Erregbarkeit intakter Axone also nicht wesentlich behindert, bezüglich seiner vermuteten günstigen Wirkungen auf die Erregungsfortleitung im Nerven bei Entmarkungserkrankungen und damit auch für die Bejahung der Frage, ob weitergehende Untersuchungen überhaupt aussichtsreich sein können, eine *conditio sine qua non*.

Die quantitative Erforschung des Erregungsprozesses in der Nervenmembran wurde ungemein erleichtert durch die Einführung der sog. potential clamp Technik [Marmont, 1949]. Hierbei werden nicht, wie sonst üblich, Stromimpulse als Reize verwendet und die sich daraus ergebenden Membranpotentialänderungen gemessen, sondern es wird der umgekehrte Weg beschritten: Es werden (meist rechteckförmige) Spannungsimpulse unterschiedlicher Amplitude an der zu untersuchenden Membran appliziert und die daraufhin durch die Axonmembran fließenden Ionenströme registriert.

Unglücklicherweise ist die sonst in der Elektrophysiologie allgemein übliche Anwendung von Mikroelektroden bei Ionenstrommessungen an myelinisierten Axonen mit zu vielen Fehlern behaftet. Deshalb wurden für diese Anwendungsfälle elektronische Kunstschaltungen entwickelt [Dodge und Frankenhaeuser, 1958; Nonner, 1969], deren Zuverlässigkeit im Sinne der eingangs erwähnten Kausalverknüpfung lange Zeit allerdings erheblich überschätzt wurde. Das hatte im wesentlichen zwei Gründe: Zum einen beeinträchtigen die morphologisch bedingten physikalischen Eigenschaften der dem jeweils untersuchten Ranvierschen Schnürring benachbarten Internodien die Messung der für die Nervenimpuls-Fortleitung verantwortlichen

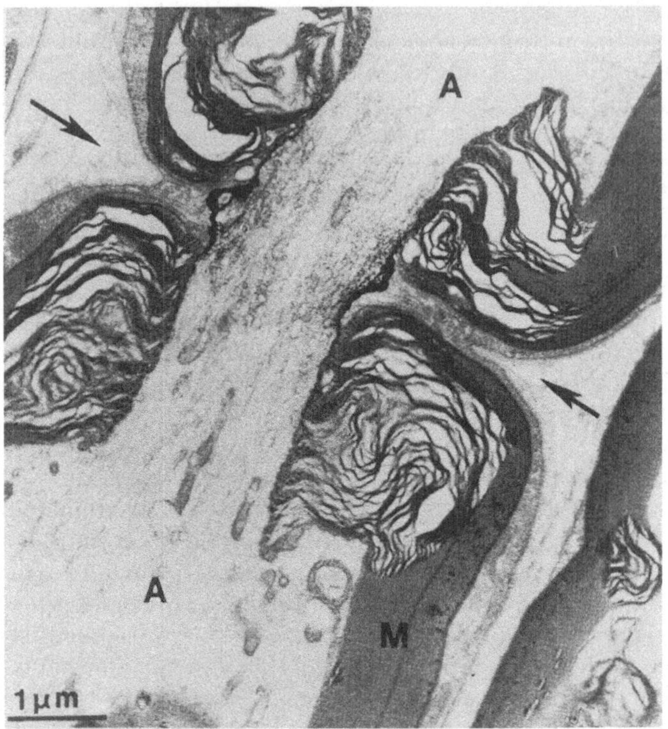

Abb. 6. Elektronenmikroskopische Aufnahme eines myelinisierten Axons *in situ*. A: Axonschlauch mit im Bereich des Ranvierschen Schnürrings durch Schwermetalle tiefschwarz dargestellter Schnürringsmembran. M: Myelinmantel mit zu beiden Seiten des Schnürringsspaltraumes (Pfeile) durch die Fixierung weit auseinanderklaffenden Myelinlamellen. Aus: S. G. Waxman, Variations in axonal morphology and their functional significance. In: Physiology and Pathophysiology of axons. Hrsg.: S. G. Waxman S. 169–190. Mit Genehmigung von Raven Press, New York, 1978.

Natriumionenströme erheblich [Schumann et al., 1983]. Zum anderen beruhten alle bisherigen Meßverfahren auf der Annahme, daß die Axonmembran im Bereich des Ranvierschen Schnürrings in jeder Beziehung frei zugänglich ist, daß also keinerlei Strukturen der Membran vorgelagert sind. Dies ist jedoch keineswegs der Fall, wie Abbildung 6 zeigt. Man erkennt dort ein myelinisiertes Axon *in situ* mit einem Ranvierschen Schnürring, dessen Spaltraum (Pfeil) mit elektronenoptisch dichtem Material, das von den alle Axone dicht ummantelnden Schwannzellen herrührt [Berthold und Rydmark, 1983], ausgefüllt ist. Daraus ergeben sich für den Experimentator im wesentlichen zwei Konsequenzen: Einerseits stellen jedwede Strukturen einen elektrischen Widerstand dar, der gerade in diesem Fall die Meßgenauigkeit der bisher üblichen Meßverfahren in sehr unübersichtlicher Weise [Ramón et al., 1975] nachhaltig beeinträchtigt. Andererseits folgt aus den vorhandenen Strukturen im Schnürringsspaltraum die generelle Unsicher-

heit, ob zum Beispiel die durch Pharmaka ausgelösten Effekte Wirkorten in der eigentlichen Schnürringsmembran zugeordnet werden müssen, oder ob sie ganz bzw. zumindest teilweise durch Beteiligung von Wirkorten an der Schwannzelle zustande kommen. Die bisherigen Meßsysteme boten leider keine Möglichkeit, zwischen diesen beiden Wirkorten zu unterscheiden. Jedoch ist gerade die sichere Beantwortung dieser Frage aus neurophysiologischer Sicht eine wesentliche Voraussetzung für schlüssige Untersuchungen zur Wirksamkeit einer Droge wie Ruta. Denn auf Grund ihrer vermuteten Wirksamkeit gegen die Symptome einer Entmarkungserkrankung wie der Multiplen Sklerose sollte angenommen werden, daß sie in die funktionelle Wechselwirkung zwischen Axonmembran selber und Myelin eingreift, zumal Myelin bekanntlich ontogenetisch ein Produkt der Schwannzellen darstellt.

Ein Meßsystem, das die erwähnten technologischen Probleme im Sinne der eingangs erwähnten strategischen Überlegungen so weit wie derzeit möglich minimiert, ist in Abbildung 7 dargestellt. Man erkennt ein an beiden Enden abgeschnittenes Nervenfaserstück, bestehend aus dem von der eigentlichen Axonmembran umgebenen (hell dargestellten) Zytoplasmaschlauch, dem lamellär aufgebauten Myelin, sowie den außen anhaftenden Schwannzellen (punktiert dargestellt). Der zu untersuchende Nervenfaserabschnitt ist über die flüssigkeitsgefüllten Abteile C, C', B, A, E' und E

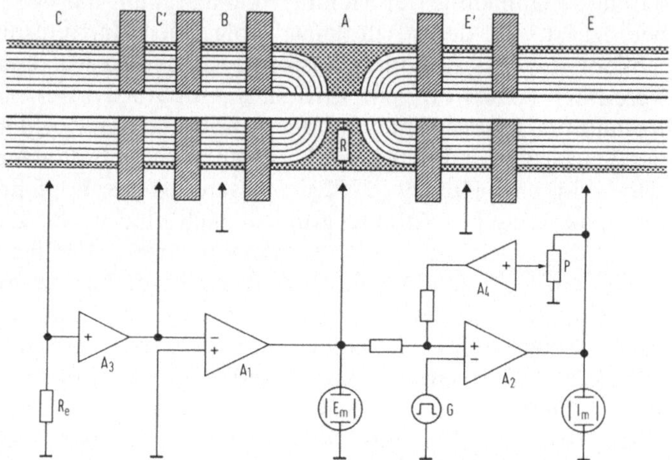

Abb. 7. Stark vereinfachte Meßanordnung zur Untersuchung eines einzelnen Ranvierschen Schnürrings. Oberer Bildanteil: an beiden Enden abgeschnittenes Axon, Trennwände der Versuchskammer schraffiert, Schwannzell-Zytoplasma punktiert dargestellt; R: elektrischer Widerstand des Schwannzell-Zytoplasmas. Unterer Bildanteil: A_1, A_3: Verstärker zur Registrierung des Membranpotentials E_m des in Abteil A befindlichen Schnürrings; A_2, A_4: Verstärker zur Registrierung seiner Membranströme I_m; G: Rechteckgenerator; P: Potentiometer zur Berücksichtigung des Einflusses der Schwannzell-Ausläufer im Schnürringsspaltraum auf die Membranstromregistrierungen. $R_e = 6{,}6$ MΩ. Weitere Einzelheiten siehe Text.

einer aus Plexiglas hergestellten Versuchskammer ausgebreitet, wobei er auf den Trennwänden (schraffiert dargestellt) zwischen den Abteilen mit dünnen Vaselinesträngen gegen Austrocknung geschützt ist. Der zu untersuchende Schnürring befindet sich in Abteil A, das kontinuierlich mit normaler Ringer Lösung, der bei Bedarf Testsubstanzen zugesetzt werden können, durchströmt wird. Die Pfeile bezeichnen sog. unpolarisierbare Elektroden, die die Verbindung zur Elektronik herstellen. Der Operationsverstärker A_1 mit seiner speziellen Eingangstufe A_3 dient zur Registrierung des Membranpotentials E_m des untersuchten Schnürrings, beispielsweise mit einem Oszillographen. Der Operationsverstärker A_2 dient zur Messung der Membranströme I_m, die durch Rechteckimpulse des Generators G hervorgerufen werden. Die Abbildung der Membranströme kann ebenfalls auf einem Oszillographenschirm erfolgen. Der Mitkoppelzweig, bestehend aus dem Operationsverstärker A_4 und dem Potentiometer P, dient einerseits der Minimierung störender Einflüsse durch den elektrischen Widerstand R des Schwannzell-Zytoplasmas (punktiert dargestellt) im Schnürringsspaltraum auf die Meßergebnisse, sowie andererseits der näheren Lokalisation des Wirkortes von Testsubstanzen (in der Axonmembran *per se* bzw. an der Schwannzelle, vgl. 97).

Den typischen zeitlichen Verlauf der durch einen depolarisierenden Rechteckspannungsimpuls mittlerer Amplitude ausgelösten Membranströme einer Schnürringsmembran zeigt Abbildung 8. Zu Beginn der Registrierung erkennt man einen (nach oben gerichteten) kapazitiven Strom, der durch die Umladung der Membrankapazität auf das neue Membranpotential bedingt ist. Auf den rasch danach folgenden Natriumspitzenstrom ($I_{Na\ max}$) schließt sich ein Kaliumionenstrom an, dessen Maximalwert ($I_{K\ max}$) erst wesentlich später erreicht wird. Da Amplitude, Vorzeichen und zeitlicher Verlauf der Ionenströme von der Amplitude der Rechteckimpulse, also von der Stärke der dadurch bewirkten Membranpotentialänderungen abhängen [Hodgkin und Huxley, 1952], müssen für erschöpfende Untersuchungen pharmakologischer Effekte grundsätzlich eine große Zahl ähnlicher Membranströme registriert und ausgewertet werden. Für die rasche Bewältigung der im vorliegenden Forschungsvorhaben anfallenden großen Datenmengen empfahl sich statt der bis vor kurzem allgemein üblichen photographischen Speicherung von Schirmbildern und der damit verbundenen sehr fehlerbehafteten Digitalisierung „von Hand" die wesentlich genauere rechnergestützte Digitalisierung der Membranströme in Echtzeit. Sie erfolgte mit einem IBM-PC/AT kompatiblen Rechner mit einer Abtastfrequenz von 250 kHz bei einer vertikalen Auflösung von 12 Bit. Die dazu notwendige, selbstentwickelte Software vereint eine automatische Projektverwaltung und zuverlässige Dokumentation mit einem spezifischen Programmteil zur Speicherung, Bearbeitung und graphischen Darstellung der Daten. Die Steuerung des Reizgerätes (Rechteckgenerator G in Abb. 7) durch den Rechner und die automatische Übertragung der Testimpulsparameter (Impulsanzahl, -amplitude und -dauer) ermöglicht eine Wiederholfrequenz der Testimpulse von etwa einem Hertz. Das ist die sich aus der Kinetik der untersuchten

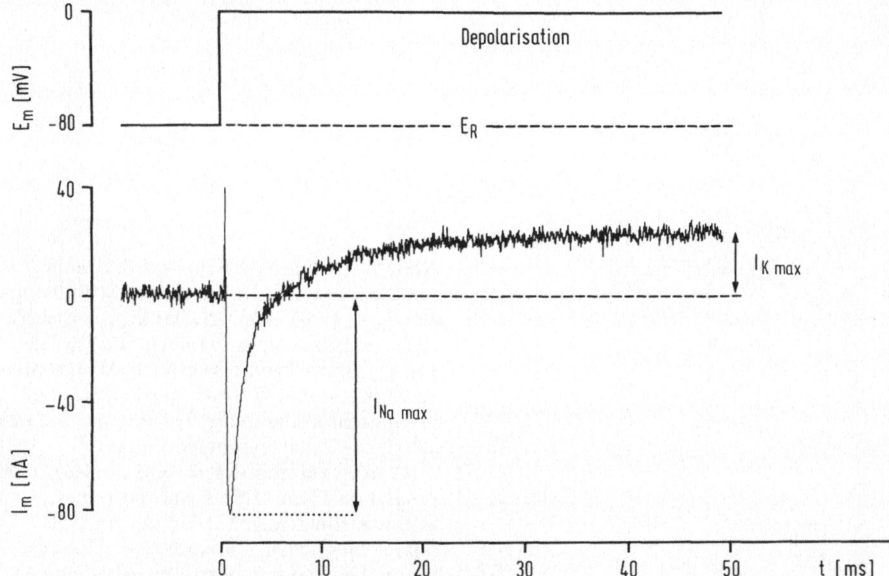

Abb. 8. Typischer zeitlicher Verlauf der durch einen depolarisierenden rechteckförmigen Spannungsimpuls mittlerer Amplitude (oben) ausgelösten Membranströme (unten) eines Ranvierschen Schnürrings. E_m: Membranpotential; I_m Membranstrom; $I_{Na\ max}$: Maximalwert des Natriumstroms; $I_{K\ max}$: Maximalwert des stationären Kaliumstroms; E_R: Ruhemembranpotential.

Ionenströme ergebende physiologisch noch unbedenkliche Maximalfrequenz. Der hierdurch hohe Informationsgewinn pro Experiment verstärkt die eingangs erwähnte Reduzierung der notwendigen Anzahl von Versuchstieren.

Für die rasche Auswertung der Ströme nach Amplitude und zeitlichem Verlauf wurden ebenfalls eigene Programme entwickelt, die beispielsweise die genaue Bestimmung von $I_{Na\ max}$ und $I_{K\ max}$ unter dem Einfluß der jeweiligen Versuchsvariablen und die anschließende Darstellung von sog. Strom-Spannungskurven (siehe Abb. 10) ermöglichen. Die Untersuchungen der Kinetik der Ionenströme sollen hingegen mit Hilfe eines Kurvenanpassungsprogramms nach der Methode der kleinsten Fehlerquadrate durchgeführt werden. Dabei werden die entsprechenden Gleichungen der Ionentheorie der Erregung [Hodgkin und Huxley, 1952] zugrunde gelegt.

Bei der Bereitung der Testlösungen mit Ruta ergab sich überraschenderweise ein pH-Wert von 2–3. Da die Erregbarkeit der Nervenmembran durch Abweichungen vom physiologischen pH-Wert in saurer Richtung stark beeinträchtigt wird [Hille, 1968], mußte ein Puffersystem ausreichender Kapazität gefunden werden, das selbst keinen meßbaren Einfluß auf die Ionenströme des Ranvierschen Schnürrings hat. Ausgehend von der Annahme, daß dem im lebenden Tier vorhandenen Bicarbonat-Puffer kein wesentlicher pharmakologischer Effekt anhaftet, erwies sich N,N-Bis(hy-

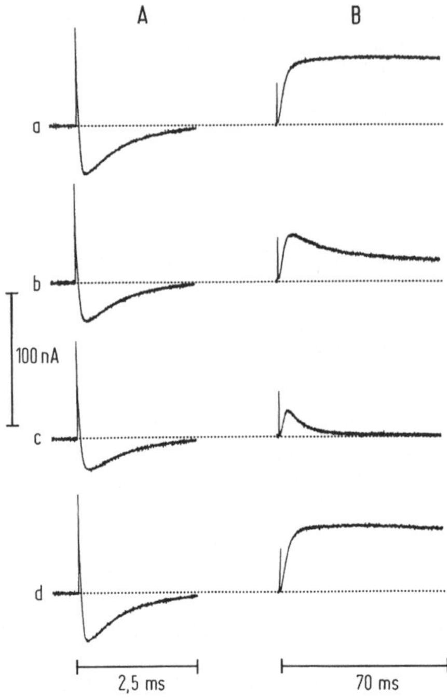

Abb. 9. Einfluß von Ruta auf die Membranströme eines Ranvierschen Schnürrings bei $E_m = 0$ mV (A) und bei $E_m = 49$ mV (B), vor Einwirkung (a) nach 10 s (b) bzw. 30 s (c) Einwirkzeit sowie nach Auswaschen der Testlösung (d). In B wurde das Membranpotential durch die Testimpulse auf das Natrium-Gleichgewichtspotential ($E_{Na} = 49$ mV) verschoben, so daß die Registrierungen den Ruta-Effekt auf die reinen Kaliumströme zeigen. Man beachte die unterschiedlichen Zeitmaßstäbe. Die Testlösung war um den herstellungsbedingten Anstieg der Kalium- und Calciumkonzentration korrigiert (Charge: 2 Lign, n. Verdünnung); vgl. hierzu Tabelle 1.

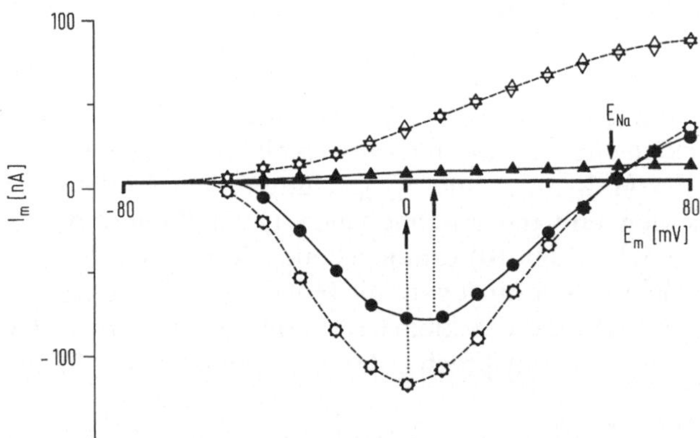

Abb. 10. Einfluß von Ruta auf die Strom-Spannungskurven der Natriumspitzenströme ($I_{Na\ max}$) und der stationären Kaliumströme ($I_{K\ max}$) eines Ranvierschen Schnürrings. Abszisse: Membranpotential E_m in mV; Ordinate: Membranströme I_m in nA; offene Symbole: vor bzw. nach Ruta-Einwirkung, gefüllte Symbole: während Ruta-Einwirkung; E_{Na}: Natrium-Gleichgewichtspotential. Die Testlösung war um den herstellungsbedingten Anstieg der Kalium- und Calciumkonzentration korrigiert (Charge: 2 Lign., n. Verdünnung); vgl. hierzu Tabelle 1. Die Pfeile bezeichnen die Ruta-bedingte Verschiebung des Minimums der Natriumstrom-Spannungskurve. Einzelheiten siehe Text.

droxyethyl)-2-amino-ethansulfonsäure/NaOH (BES) als geeignet, den pH nebenwirkungsfrei auf 7,2 ± 0,1 einzustellen. Auch die Versuchstemperatur wurde konstant gehalten (10,0 ± 0,5 °C), da die Kinetik der Ionenströme stark temperaturabhängig ist [Frankenhaeuser und Moore, 1963].

Die bei zwei verschieden großen Testimpulsamplituden ausgelösten Membranströme vor, während und nach Ruta-Applikation sind in Abbildung 9 dargestellt. Man erkennt in A den Natriumspitzenstrom, $I_{Na\ max}$, der durch Ruta-Einwirkung nur geringfügig verkleinert wird (b und c). Die in B gezeigten Registrierungen wurden durch Testimpulse ausgelöst, die das Membranpotential auf das elektrochemische Gleichgewichtspotential für Natriumionen E_{Na} (vgl. Abb. 10: Schnittpunkt der durch die Meßwerte gelegten Kurve mit der Potentialachse) verschoben. Dadurch war die elektromotorische Triebkraft für Natriumionen gleich Null, d. h. es floß nur ein Kaliumionenstrom. Man erkennt hier die für die Ruta-Wirkung typische Blockade des Maximalwertes des Kaliumstroms, $I_{K\ max}$ (b und c). Darüberhinaus läßt die Kinetik des verbleibenden Kaliumstromes einen ganz ungewöhnlichen zweiphasigen Verlauf mit einem relativen Maximum etwa 4–5 ms nach Impulsbeginn erkennen. Auch die hier gezeigten Ruta-Effekte sind wie die bereits in Abbildung 5 dargestellten Membranpotentialänderungen voll reversibel (d).

Es ist üblich, die Potentialabhängigkeit der Ionenströme elektrisch erregbarer Membranen in Form von sog. Strom-Spannungskurven darzustellen. In Abbildung 10 ist dies für das Normalverhalten der Schnürringsmembran (offene Symbole) und für den Fall der Ruta-Einwirkung (gefüllte Symbole) geschehen. Man erkennt den typischen Verlauf der Potentialabhängigkeit von $I_{Na\ max}$ (Quadrate und Rhomben): negative, also einwärts (in das Axon hinein) gerichtete Natriumströme bei Membranpotentialwerten kleiner als das sog. Natrium-Gleichgewichtspotential E_{Na} und positive, also auswärts (aus dem Axon heraus) gerichtete Ströme bei Membranpotentialwerten größer als das Natrium-Gleichgewichtspotential. Durch Ruta werden die Natriumspitzenströme im gesamten Potentialbereich verkleinert (gefüllte Kreise). Darüber hinaus ist das Minimum der Kurve um 7,5 mV in positiver Richtung verschoben (Pfeile). Im Gegensatz zu Strom-Spannungskurven der Natriumspitzenströme steigen die stationären Endwerte der Kaliumströme $(I_{K\ max})$ im Normalfall mit positiver werdenden Testimpulsen monoton an (offene Dreiecke). Dies ist auch unter Ruta-Einwirkung noch geringfügig der Fall, allerdings ist der Endwert im gesamten untersuchten Potentialbereich stark vermindert (gefüllte Dreiecke).

2. Pharmazeutisch-chemischer Ansatz. Im Gegensatz zum neurophysiologischen Ansatz, bei dem nach sorgfältiger Optimierung des Meßverfahrens unter zunächst stets gleichbleibenden experimentellen Bedingungen die Wirksamkeit verschieden zusammengesetzter Testlösungen geprüft wird, ist der pharmazeutisch-chemische Ansatz nicht durch ein geradliniges Vorgehen zu lösen. Mindestens zwei Verfahrensweisen müssen parallel durchgeführt werden:

1. Falls die neurophysiologischen Effekte auf einem synergistisch wirkenden Stoffgemisch beruhten, also nur durch Gewinnung eines Extraktes aus der Gesamtpflanze hervorgerufen werden könnten, so wäre die Droge mit dem wirksamsten Stoffgemisch nur dann zu finden, wenn die Zubereitung der Auszüge (hier vorläufig der Tees) aus verschiedenen Ausgangsmaterialien unter exakt reproduzierbaren Herstellungsbedingungen durchgeführt wird. Ein entsprechendes Verfahren wurde nach DAB 8 ausgearbeitet, d. h. es wurde ein Ruta-Infus unter Verwendung von Ringer-Lösung an Stelle des vorgeschriebenen Wassers hergestellt (vgl. S. 92). Bei einigen Chargen wurde zusätzlich eine mechanische Trennung in Blatt, Stengel und holzige Teile vorgenommen (vgl. Tab. 1).

   Ein besonderes Problem für die *in vitro* Prüfung stellen die hohen Kalium- und teilweise auch Calciumgehalte der Tees dar. Während für Kalium mit guter Genauigkeit die elementaranalytisch bestimmten Gesamtkonzentrationen den wirksamen freien Kaliumkonzentrationen gleichgesetzt werden können, ist dies für Calcium auf Grund vielfältiger möglicher Komplexbildungen durch Pflanzeninhaltsstoffe nicht möglich. Die Bestimmung der Aktivität der Calciumionen erfolgte daher potentiometrisch mit einer calciumionenselektiven Elektrode. Eine ausreichend genaue Angleichung dieser Ionengehalte an die entsprechenden Normalwerte der Ringer Lösung wurde bei zwei Ruta-Chargen durch geeignete Verdünnung erreicht (vgl. Tab. 1).

2. Sollte die neurogene Aktivität dagegen im wesentlichen einem definierten Ruta-Inhaltsstoff zukommen, so wäre diese Leitsubstanz aus der Fülle im Prinzip bekannter Inhaltsstoffe zu isolieren oder, sofern es sich um einen bislang unbekannten Wirkstoff handelt, aufzufinden und zu charakterisieren. Eine systematische *in vitro* Prüfung sämtlicher bekannter Ruta-Inhaltsstoffe könnte diese Frage zwar möglicherweise klären, würde aber zu einem nicht vertretbaren Aufwand führen. Es erscheint vielmehr sinnvoll, für die weiteren Untersuchungen jene Stoffgruppe zu wählen, bei der die vielfältigsten pharmakodynamischen Effekte zu erwarten sind. Dies ist die Alkaloidfraktion. Auch der in Abbildung 11 gezeigte Strukturvergleich einiger typischer Vertreter bekannter Ruta-Alkaloide mit den derzeit bekannten, die Kaliumkanäle blockierenden Substanzen Tetraethylammoniumchlorid [Schönle und Koppenhöfer, 1983] und 4-Aminopyridin [Ulbricht et al. 1982] legt ein derartiges Vorgehen nahe.

Deshalb wird zur Zeit ein dünnschichtchromatographisches Verfahren ausgearbeitet, das auch zur Identifikation der verwendeten Teechargen dienen soll. Es handelt sich dabei um ein Fest-Flüssig-Verteilungsverfahren, bei dem der Trenneffekt auf der unterschiedlichen Polarität der zu trennenden Stoffe beruht. Die „Entwicklung" des Chromatogramms erfolgt nach dem Auftragen des zu untersuchenden Extraktes an der Startlinie (Abb. 12, unterer Bildrand) dadurch, daß das Fließmittel in der Feststoffschicht auf-

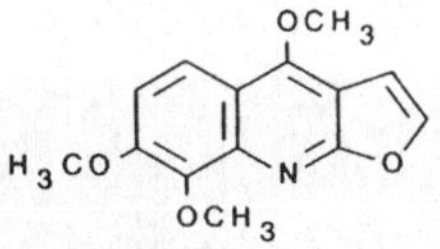

Skimmianin

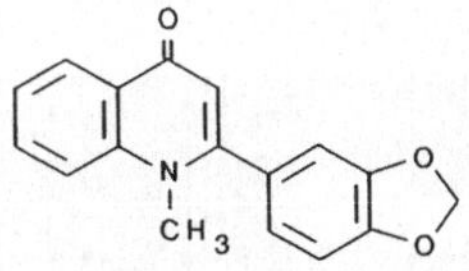

Graveolin

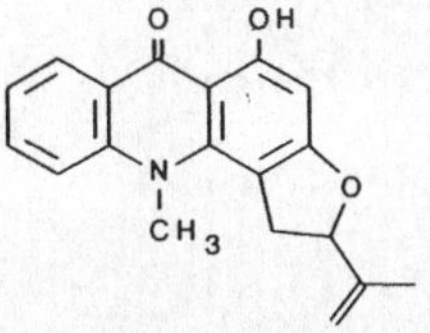

Rutacridon

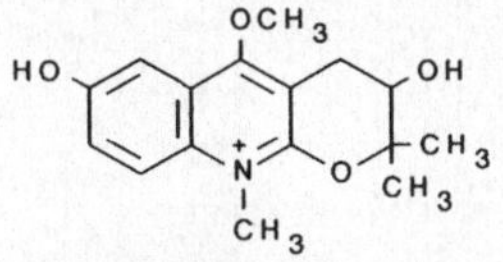

Rutalinium

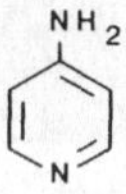

Abb. 11. Strukturen einiger typischer Ruta-Alkaloide (oben) im Vergleich zu bekannten Kaliumstromblockern (unten).

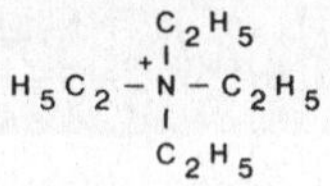

4-Aminopyridin

Tetraethylammonium

steigt und die Substanzen voneinander trennt. Da viele Inhaltsstoffe des Extraktes fluoreszieren, erfolgt die Detektion der Banden mit UV-Licht bei 365 nm.

Die Polarität des gewählten Fließmittels bestimmt die Auftrennung der unterschiedlichen Fraktionen des Extraktes, d. h. für hydrophile Substanzen wird ein polares, für lipophile ein unpolares Fließmittelgemisch verwandt. Die beiden Platten mit den Bahnen a und e wurden einfach entwickelt, d. h. der aufgetragene Extrakt wird über die gesamte Laufstrecke mit einem einzigen Fließmittel getrennt. Bei der Platte mit den drei Bahnen b, c und d wurde dagegen eine Zweifachentwicklung durchgeführt: Die Trennung der Extrakte im polaren Lösungsmittelgemisch wurde nach etwa der Hälfte der Laufstrecke unterbrochen (punktierte Linie). Nachdem alle Fließmittelreste von der Plattenoberfläche verdunstet waren, wurde die Platte erneut entwickelt; allerdings geschah diese zweite Trennung über die gesamte Laufstrecke im unpolaren Fließmittel; dadurch wurden die lipophilen Substanzen, die als ein Gemisch direkt in der polaren Fließmittelfront mitliefen, nun ebenfalls aufgetrennt.

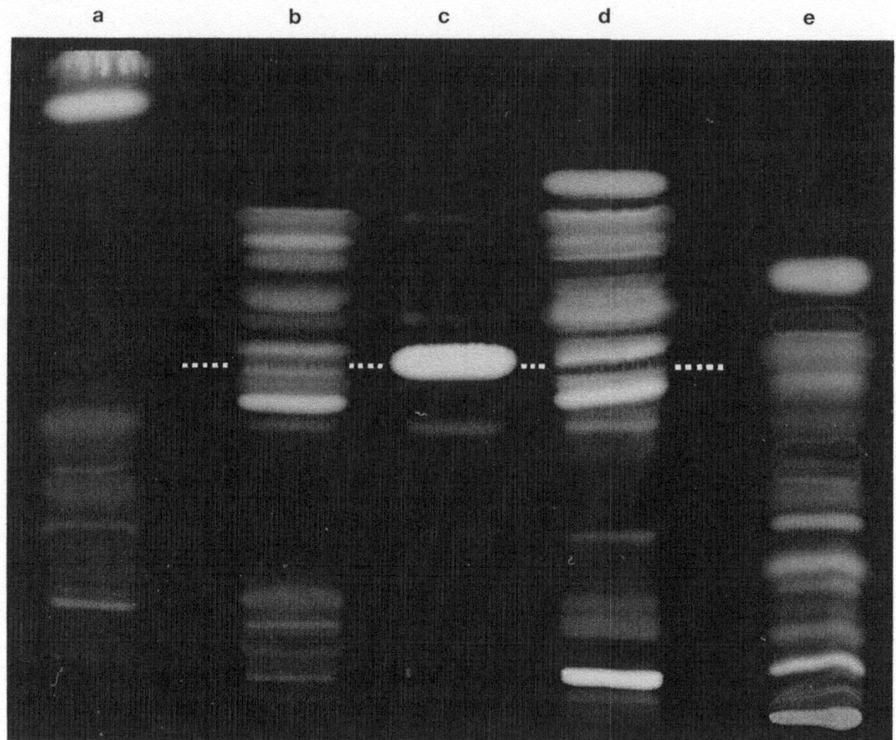

Abb. 12. Dünnschichtchromatogramm. a, b: methanolischer Extrakt der Charge 1 Ram.;
c: ethanolische Skimmianinlösung; d, e: methanolischer Extrakt der Charge 11. Adsor-
bens: Kieselgel 60 ohne Fluoreszenzindikator, Fertigplatten Merck (Darmstadt); polares
Fließmittel: Ethylacetat – Eisessig – Wasser (9:2:2,5), unpolares Fließmittel: Chloroform
– Toluol (9:1); Detektion: UV – 365 nm Direktauswertung. Gesamtlaufstrecke: 15 cm,
Unterbrechung nach 8 cm bei Zweifachentwicklung (punktierte Linie). Die Alkaloide und
Cumarine zeigen hauptsächlich blaue Fluoreszenzen unterschiedlicher Intensität, die
einerseits ins Blau-grüne und andererseits in Lila-Färbungen übergehen können. Die
auffälligen roten Banden werden durch verschiedene Chlorophyllderivate hervorgerufen.

Dieser Trenneffekt läßt sich in Abbildung 12 deutlich beim Vergleich der
Bahnen a und b erkennen. In beiden Fällen ist der Extrakt der Charge 1
Ram. aufgetragen worden. Die Entwicklung der ersten Platte erfolgte im
polaren Fließmittel. Man erkennt die sehr gut aufgetrennten hydrophilen
Stoffbanden im unteren Chromatogrammteil, während die lipophilen Substanzen in zwei Balken inner- bzw. direkt unterhalb der Fließmittelfront zu
finden sind (a). Für die zweite DC-Platte, auf der die Bahn b zu finden ist,
wurde die oben beschriebene Zweifachentwicklung durchgeführt. Hier sind
beide Stoffgruppen in nun allerdings dichter zusammenliegende Einzelban-
den aufgetrennt. Ein entsprechender Vergleich wurde mit den unpolaren
Substanzen des Extraktes der Charge 11 (nicht in Tab. 1 aufgeführt)
gemacht. Bahn d liegt ebenfalls auf der zweifach entwickelten Platte; für die

dritte DC-Platte (e) wurde dagegen ausschließlich das unpolare Fließmittel verwendet. In diesem Fall blieben die hydrophilen Stoffe auf der Startlinie zurück, während die lipophilen Substanzen deutlich getrennt wurden.

Bei Betrachtung der mittleren DC-Platte können zwei Anwendungsgebiete dieses Verfahrens verdeutlicht werden. Zum einen dient es zur Prüfung von geeigneten Aufarbeitungsmethoden für die gewonnenen Rohalkaloidfraktionen: z. B. zeigt die auf Bahn c aufgetragene Skimmianinlösung trotz vorangegangener Reinigung des Alkaloids mehrere sehr schwache Banden, die noch vorhandene geringfügige Verunreinigungen anzeigen. Zum anderen kann ein verändertes Muster der getrennten Substanzbanden Aufschluß über die Zusammensetzung der Inhaltsstoffe oder unterschiedliche Identitäten der einzelnen Teechargen geben. So ist z. B. bei den Bahnen b und d in derselben Höhe wie bei der Vergleichslösung des Skimmianins eine – natürlich wesentlich schwächer weiß-grün fluoreszierende – schmale Bande dieses Alkaloids zu erkennen. Die lipophilste Substanz des Extraktes 11 – oberste schwach lilafarbene Bande – ist dagegen im Extrakt der Charge 1 Ram. nicht zu finden.

3. Neurologischer Ansatz: Neben der klinischen Untersuchung (Erhebung des neurologischen Status und Einordnung des Schweregrades nach der Bronx-Skala [Frick, 1987]) vor, während und nach der Einnahme von Ruta-Tee werden vor allem in einem Geschicklichkeitstest die Motorik und die Koordination von Bewegungsabläufen, die beide bei MS-Patienten besonders störanfällig sind, sowie die Latenzen evozierter Potentiale geprüft.

Bei der Prüfung von Geschicklichkeit und Motorik sollen die Patienten in einem vorgegebenen Zeitraum auf einem DIN A5-Bogen möglichst viele Punkte aufzeichnen, die sich nicht untereinander berühren. Die bisher untersuchten Patienten zeigten dabei speziell im Geschicklichkeitstest nachweisbare Veränderungen, die eine Besserung der Motorik ausweisen könnten; allerdings müssen hierbei zukünftig noch durch Wiederholung des Tests bedingte Übungseffekte ausgeschlossen werden.

Die vereinzelt beobachtete diskrete Verkürzung der durch MS bedingten verlängerten Latenzzeit optisch evozierter Potentiale bei Ruta-Applikation ist wegen zu geringer Fallzahl vorerst noch ohne Bedeutung. Zudem ist es keineswegs sicher, daß die Wirkorte am demyelinisierten Axon vom Ruta-Wirkstoff überhaupt erreicht werden, da Glianarben und die veränderte Durchblutung dies durchaus verhindern könnten.

Da bisher keine verwertbaren Dosierungsvorschriften für Ruta-Tee vorliegen, wird es im weiteren Verlauf der Untersuchungen erforderlich sein, die Einmaldosis zu erhöhen und die Dauer der Tee-Applikation zu verlängern. Dies stößt allerdings bei den bisher ambulant durchgeführten Untersuchungen auf Schwierigkeiten; deshalb wird zukünftig die Beobachtung von Patienten über mehrere Tage unter stationären Bedingungen notwendig werden.

Da festgestellte positive Veränderungen bei der neurologischen Befunderhebung, der Ableitung evozierter Potentiale oder dem Geschicklichkeitstest nicht nur durch die Tee-Applikation, sondern auch durch eventuelles Abklingen der Erkrankung bedingt sein könnten, bedarf es außerdem zum Ausschluß des letztgenannten Einflusses einer sorgfältigen Patientenauswahl: Es sollen nur ansonsten gesunde, ältere Personen im schubfreien Intervall untersucht werden.

Bildgebende Verfahren wie die Computer-Tomographie und die Kernspin-Tomographie lassen in der vorliegenden Untersuchung keine Ergebnisse erwarten, da durch sie nur morphologische Veränderungen und keine funktionellen Störungen darstellbar sind. Entsprechendes gilt für die Liquoruntersuchung, da pathologische Werte hierbei nur während eines Schubes zu finden sind. Ob sich überhaupt signifikante Veränderungen bei den evozierten Potentialen unter Ruta-Medikation zeigen werden, ist nicht sicher. Möglicherweise lassen sich derartige Veränderungen durch sog. „mapping", das eine bildhafte Darstellung der evozierten Potentiale über den verschiedenen Hirnrindenarealen bedeutet, sicherer erkennen. Das würde bedeuten, daß die bisher genutzten Geräte für die Aufgabenstellung nicht hinreichend geeignet sind.

Abschließend bleibt festzustellen, daß keine der geplanten Untersuchungstechniken eine besondere Belastung oder gar Gefährdung für den Patienten darstellen.

Diskussion

1. Ionenstrommessungen. Die Applikation eines Ruta-Auszuges, hergestellt mit gewöhnlicher Ringer Lösung, führte in Vorversuchen zur Depolarisation der untersuchten Schnürringsmembran und zu sofortigem Leitungsblock. Es liegt auf der Hand, daß dies kaum etwas mit den vermuteten günstigen Wirkungen von Ruta bei Entmarkungserkrankungen zu tun haben kann. Die Bestimmung der Ionenkonzentration in Teeauszügen verschiedener Ruta-Chargen ergab vielmehr einen zum Teil erheblichen Anstieg der Kaliumkonzentration; dies erklärt zumindest teilweise die beobachtete Depolarisation der Schnürringsmembran. Die dadurch bewirkte Abnahme der Erregbarkeit wurde noch verstärkt durch die ebenfalls deutlich erhöhte Calciumkonzentration. Nur bei zwei Chargen (1 Ram. und 2 Lign., vgl. Tab. 1) gelang es, Verdünnungen der Testlösungen herzustellen, bei denen die immer noch vorhandene Erhöhung der Kalium- und Calciumkonzentration für *in vitro* Versuche nachweislich unerheblich war. Dieser Umstand schließt bedauerlicherweise vergleichende quantitative Untersuchungen verschiedener Chargen bezüglich ihrer *in vitro* Wirksamkeit aus. Deshalb beziehen sich die im folgenden diskutierten Befunde nur auf die zwei genannten Chargen.

Die Untersuchungen zur Wirksamkeit von Ruta auf die Ionenströme der Schnürringsmembran ergaben eine relativ geringe Abnahme der für den Erregungsprozeß verantwortlichen Natriumströme, wobei eine deutliche Verschiebung des Minimums der Natriumstrom-Spannungskurve in positiver Richtung auffällt. Sie könnte ein Hinweis dafür sein, daß die Ruta-

Wirkung auf die registrierten Natriumspitzenströme möglicherweise durch zwei verschiedene Wirkorte erklärbar ist: Zum einen könnten die Wirkorte in der Schnürringsmembran selber lokalisiert sein, d. h. dort, wo sich die für den Erregungsprozeß verantwortlichen Natriumkanäle der Axonmembran befinden. Diese Wirkorte wären dann für die beobachtete Abnahme von $I_{Na\ max}$ direkt verantwortlich. Zum anderen besteht die Möglichkeit, daß die Wirkorte in den zottenförmigen Ausläufern der das Axon begleitenden Schwannzellen im Schnürringsspaltraum zu finden sind. Überlegungen auf der Basis der Ionentheorie der Erregung legen nahe, daß diese zweite Art von Wirkorten nur eine indirekte Wirkung auf die Natriumionenströme haben könnten. So könnte Ruta beispielsweise den elektrischen Widerstand dieser Strukturen auf irgendeine, bisher völlig unbekannte Weise senken, so daß die diesbezüglichen Vorkehrungen im Meßsystem gegen störende Einflüsse dieser Strukturen auf die Meßergebnisse nicht mehr optimal abgestimmt sind und nun selber zu einer Verfälschung der Potentialabhängigkeit der Membranstromregistrierungen in dem Sinne führen, daß der Minimalwert der Natriumstrom-Spannungskurve in positiver Richtung verschoben wird. Die genaue Klärung der Frage nach dem Wirkort von Ruta im Hinblick auf die Natriumströme der Schnürringsmembran muß jedoch vorerst noch weiteren Experimenten vorbehalten bleiben.

Der Haupteffekt von Ruta auf die Ionenströme der Schnürringsmembran ist allerdings die Reduktion der Kaliumströme, wobei deren zeitlicher Verlauf ein vorübergehendes Maximum erkennen läßt [Bohuslavizki et al., 1988]. Deshalb ist die Ruta-Wirkung sicher nur sehr bedingt vergleichbar mit der Kaliumstromblockade durch andere Pharmaka wie z. B. 4-Aminopyridin [Ulbricht et al., 1982] oder Tetraethylammoniumchlorid [Schönle und Koppenhöfer, 1983]. Allerdings wurden an marklosen Axonen bei Einwirkung anderer quarternärer Ammoniumverbindungen sehr ähnliche phasige Verläufe der Kaliumströme, wie wir sie bei Ruta-Einwirkung am Schnürring sahen, beobachtet [Armstrong, 1971; Swenson 1981].

Als Ursachen für den durch Ruta induzierten zeitlichen Verlauf der Kaliumströme kommen grundsätzlich mehrere Mechanismen in Frage: Zum einen könnte, formal gesehen, Ausmaß und Geschwindigkeit der unter Normalbedingungen nur sehr langsam ablaufenden und schwach ausgeprägten sog. Kaliumaktivierung [Schwarz und Vogel, 1971] vergrößert sein. Zum anderen besteht die Möglichkeit, daß der für den veränderten zeitlichen Verlauf der Ströme verantwortliche Wirkort erst durch Öffnung des Kaliumkanals in der Schnürringsmembran für den Ruta-Wirkstoff zugänglich ist. Weiterhin könnte es sein, daß die implizite Annahme der Ionentheorie der Erregung [Hodgkin und Huxley, 1952] über die Konstanz der wirksamen Ionenkonzentrationsgradienten an der Nervenmembran unter Ruta-Einwirkung nicht zutrifft. Diesen und anderen Möglichkeiten wird ebenfalls in weiteren Untersuchungen nachzugehen sein.

2. *Die Arbeitshypothese.* Sollte Ruta wirklich einen günstigen Einfluß auf die Symptomatik der Multiplen Sklerose haben, so käme der Ruta-Wirkung auf

die Kaliumströme der Axonmembran möglicherweise eine besondere Bedeutung zu, da die Axonmembran nicht nur im Bereich des Schnürrings, sondern auch im Bereich des normalerweise mit Myelin ummantelten Internodiums Kaliumkanäle aufweist [Chiu und Ritchie, 1982]. Der dort befindliche Teil der Axonmembran nimmt jedoch beim intakten Axon am Erregungsprozeß nicht teil, da das Myelin eine elektrisch sehr wirksame Mantelisolation darstellt. Die ungestörte Fortleitung eines Aktionspotentials in einem intakten myelinisierten Axon ist in Abb. 14A sehr schematisch dargestellt. Im Schnürring N_1 werden zum Zeitpunkt „a" Aktionsströme generiert, die aus Natriumeinstrom (–▷–) und Kaliumausstrom (–▶–) bestehen; sie fließen durch die Membran des benachbarten Schnürrings N_2 und rufen dort eine rasche Depolarisation (also Abnahme des Betrages des Ruhepotentials E_R) hervor. Bei Erreichen des sog. Schwellenpotentials E_S werden die potentialabhängigen Membranströme in N_2 daraufhin so groß, daß dort nach einer gewissen Zeit (Zeitpunkt „b") ein neues Aktionspotential entsteht, das wiederum Aktionsströme durch den nachfolgenden Schnürring (nicht dargestellt) treibt. Dies ist, sehr vergröbert dargestellt, die bekannte Saltatorik der Erregungsausbreitung in myelinisierten Axonen [Huxley und Stämpfli, 1949].

Es liegt auf der Hand, daß Zerstörungen des Myelinmantels im Rahmen einer Entmarkungskrankheit (vgl. hierzu Abb. 13A) nicht nur die Saltatorik aufheben, sondern auch Auswirkungen vielfältiger Art auf die Nervenfunktion bis hin zum totalen Leitungsblock haben müssen [Rasminsky und Sears, 1972; Waxman, 1981]. Elektronenmikroskopische Untersuchungen der Multiplen Sklerose [Raine, 1984] zeigten, daß die Zerstörung des Myelins abrupt an einer Stelle des Axons beginnt, wobei jedoch der Achsenzylinder und damit das Axolemm weitgehend erhalten bleibt (Abb. 13B). Für die Beurteilung der Chancen einer pharmakologischen Verbesserung oder gar Wiederherstellung einer durch Entmarkung gestörten Erregungsausbreitung ist dabei die Feststellung, daß es offenbar keine elektronenmikroskopisch sichtbaren Anhalte für eine begleitende Schädigung der Axonmembran *per se* gibt [C. Raine, persönliche Mitteilung], von ausschlaggebender Bedeutung. Es gibt allerdings Hinweise dafür, daß in der Axonmembran experimentell demyelinisierter Nervenfasern bei nachfolgender Remyelinisierung die Dichte der Natriumkanäle im demyelinisierten Internodium deutlich zunehmen kann [Ritchie et al., 1981; Ritchie und Rogart, 1977], so daß entmarkte Axone nicht in jedem Fall unerregbar sein müssen, da dort, ähnlich wie bei genuin marklosen Nervenfasern an Stelle der saltatorischen noch eine, allerdings langsamere, kontinuierliche Erregungsleitung stattfinden kann [Bostock und Sears, 1978; Lehmann und Ule, 1964].

Sieht man von derartigen „Selbstheilungstendenzen" ab, so läßt sich sowohl auf Grund der Tatsache, daß im Internodalbereich die bereits oben erwähnten stummen Kaliumkanäle nachgewiesen wurden, als auch auf der Grundlage der Ionentheorie ein grob vereinfachtes Bild der Behinderung der Leitungsfunktion demyelinisierter Axone entwerfen (Abb. 14B). Der abrupte Verlust des Myelinmantels im Bereich eines Internodiums (vgl.

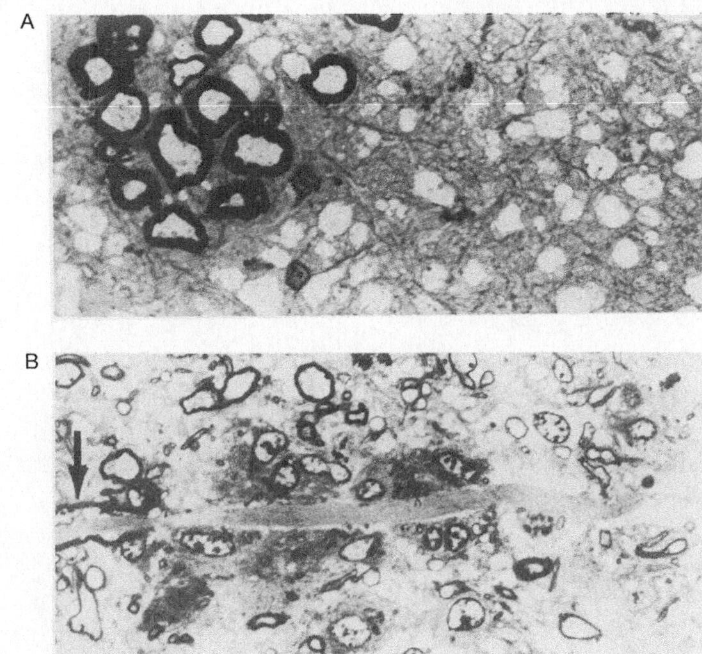

Abb. 13. Elektronenmikroskopische Aufnahmen durch Multiple Sklerose entmarkter Axone mit einigen intakten Fasern, kenntlich an der schwarz erscheinenden Myelinummantelung. A: Querschnitt aus dem Rückenmark, Vorderstrang. B: Längsschnitt durch ein weitgehend demyelinisiertes Axon mit Darstellung der Myelinummantelung (Pfeil), die abrupt abbricht. Aus: C. S. Raine (1984). Biology of disease, Analysis of autoimmune demyelination: its impact upon Multiple Sclerosis Laboratory Investigations 50:610 (N. 4), 613 (fig. 9). The United States and Canadian Academy of Pathology, Suc. Baltimore.

hierzu Abb. 13B) hat demnach für die Erregungsfortleitung an dieser Stelle folgende als „mismatch" bezeichnete [Waxman, 1977] Konsequenzen: Einerseits rufen die Aktionsströme des letzten ungeschädigten Schnürrings N_1 in der Gegend des ehemals benachbarten Schnürrings N_2 einen kleineren Spannungsabfall als normalerweise hervor, da in der bereits entmarkten Zone eine erheblich vergrößerte Membranfläche offen liegt. Andererseits ist die Geschwindigkeit der Depolarisation auf Grund der erheblich vergrößerten wirksamen Membrankapazität (in Zusammenhang mit dem wirksamen axoplasmatischen Längswiderstand) erheblich verlangsamt. Außerdem könnte die Freilegung normalerweise stummer Kaliumkanäle dazu beitragen, daß der Betrag des Membranpotentials im zu erregenden Axonbereich zunimmt, die Membran also von E_R auf E_R' hyperpolarisiert [Kocsis und Waxman, 1985; Ritchie und Chiu, 1981; Waxman und Ritchie, 1985], sofern die begleitenden Gliazellen keinen wesentlichen Einfluß auf die extrazelluläre Kalium-Konzentration haben. Sollten diese jedoch einem besonders bei repetitiver Reizung zu erwartenden Anstieg der extrazellulären Kalium-

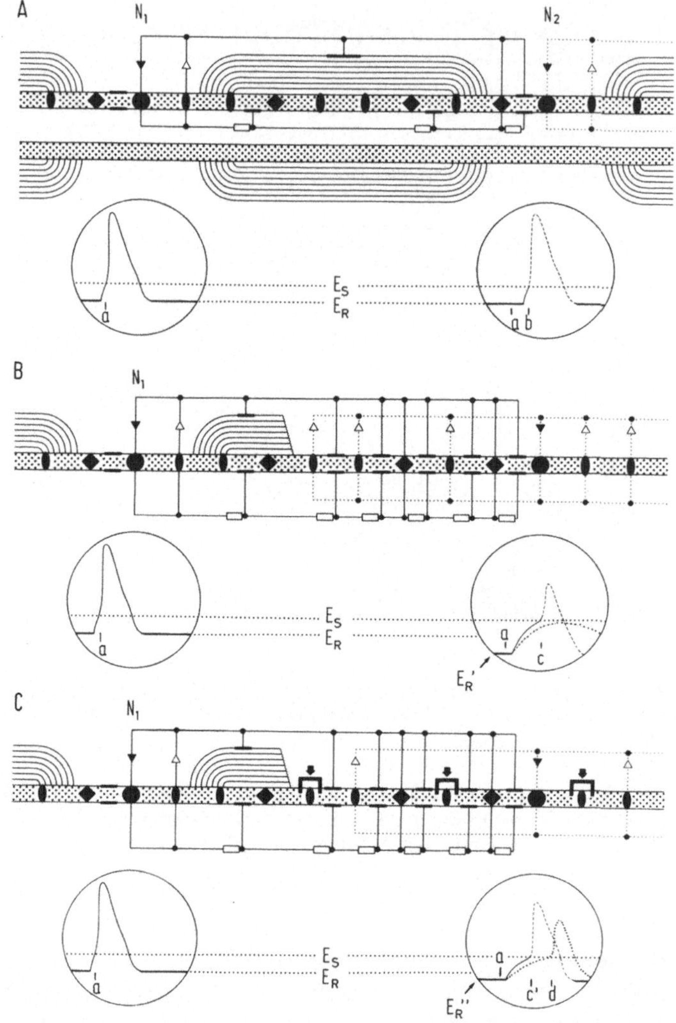

Abb. 14. Arbeitshypothese zur Ruta-Wirkung auf demyelinisierte Axone.
A: Schematisierter Längsschnitt eines intakten Axons mit zwei Schnürringen N_1 und N_2 samt den Oszillogrammen der dort ableitbaren Membranpotentialänderungen. Lammeläre Struktur: Myelinmantel; punktierte Fläche: Nervenfasermembran; ●: Natriumkanäle; ●: Kaliumkanäle; ◆: unspezifische Leckkanäle; ⊥: verteilte Membrankapazitäten; —□—: verteilte elektrische Widerstände des Axoplasmas; —▶—, —▷—: von N_1 generierte Aktionsströme mit Richtungsangabe (I_{Na} bzw. I_K); ---▶---, ---▷---: von N_2 generierte Aktionsströme mit Richtungsangabe (I_{Na} bzw. I_K); E_R, E_S: Ruhe- bzw. Schwellenpotential der Schnürringsmembran; $\overline{ab}$: normale Leitungszeit eines Aktionspotentials von N_1 nach N_2.
B: Schematisierter, halbierter Längsschnitt durch ein teilweise entmarktes Axon; normale Verhältnisse im linken Schnürring N_1. Die starke Zunahme der wirksamen Membrankapazität im Bereich von N_2 verlangsamt dort den Anstieg der durch die Aktionsströme von N_1 bewirkten Depolarisation. Die Freilegung normalerweise stummer Kaliumkanäle im Bereich des Internodiums führt zur Hyperpolarisation ($|E_R'| > |E_R|$) der Axonmembran im Bereich von N_2. Der verzögerte Stromanstieg und die Hyperpolarisation vergrö-

Konzentration im Sinne einer sog. Kalium-Homöostase entgegenwirken [Gardner-Medwin, 1986; Henn et al., 1972], so wäre bei Zerstörung des Myelinmantels und damit möglicherweise vergesellschafteter Einschränkung dieser wichtigen Funktion der Gliazellen statt mit einer Hyperpolarisation eher mit einer Depolarisation der Schnürringsmembran zu rechnen. Wie dem auch sei, alle beschriebenen Effekte wirken sich erschwerend auf die Erregungsfortleitung aus, so daß bei schwacher Ausprägung der Schädigung unter gleichzeitiger deutlicher Abnahme der Amplitude des noch auslösbaren Aktionspotentials (gestrichelter Verlauf) die Leitungszeit verlängert würde ($\overline{ac} > \overline{ab}$). Das wäre die neurophysiologische Grundlage für die bei MS-Kranken häufig zu beobachtende Verlängerung der Latenzzeiten evozierter Potentiale. Bei stärkerer Ausprägung der beschriebenen Störungen wäre dagegen ein Leitungsblock die Folge, da dann das Schwellenpotential E_S nicht mehr erreicht wird (punktierter Verlauf).

Die bei den *in vitro* Versuchen beobachtete Reduktion der Kaliumströme durch Ruta könnte sich daher an entmarkten Axonen folgendermaßen auswirken (Abb. 14C): Der Ruta-Wirkstoff (⊓) könnte einen erheblichen Anteil der freigelegten Kaliumkanäle blockieren, so daß es hierdurch zu einer Vergrößerung des elektrischen Widerstandes in diesem Membranabschnitt käme. Diese Widerstandserhöhung im durch den Aktionsstrom von N_1 zu depolarisierenden Membranabschnitt könnte, möglicherweise im Zusammenwirken mit einer geringeren Hyperpolarisation der Membran ($| E_R'' |$ < $| E_R' |$), das Erreichen des Schwellenpotentials begünstigen. Die dadurch resultierende Wiederabnahme der Leitungszeit ($\overline{ac'} < \overline{ac}$) würde also zu einer Vergrößerung des ausgelösten Aktionspotentials (gestrichelter Verlauf) führen. In den Fällen, bei denen vor Ruta-Applikation ein Leitungsblock (punktierter Verlauf) vorlag, könnten nach Ruta-Applikation eventuell Aktionspotentiale, allerdings deutlich verkleinert und verspätet auftretend ($\overline{ad} < \overline{ab}$), ausgelöst werden. Anzumerken bleibt, daß nach dieser Arbeitshypothese die durch die Zunahme der wirksamen Membrankapazität sicher erheblich verzögerte Umladung der Membran im zu erregenden Axonbereich durch den Ruta-Wirkstoff unbeeinflußt bleibt. Trotzdem wäre eine erhebliche symptomatische Verbesserung der Nervenleitung und demzufolge auch eine Verbesserung des klinischen Zustandsbildes durchaus vorstellbar.

Eine Verbesserung der klinischen Symptomatik der Multiplen Sklerose durch Kaliumstromblocker wurde auch schon von anderen Autoren ins

---

ßern die Leitungszeit ($\overline{ac} > \overline{ab}$) (gestrichelter Verlauf) oder führen zum Leitungsblock (punktierter Verlauf).

C: Teilweise entmarktes Internodium unter Ruta-Einwirkung, sonst dieselbe Darstellung wie in B. ⊓ : wirksames Prinzip von Ruta, das einen wesentlichen Teil der durch Entmarkung freigelegten Kaliumkanäle verschließt. Dadurch Verkürzung (gestrichelter Verlauf) der vor der Applikation stark verlängerten Leitungszeit ($\overline{ac'} < \overline{ac}$), Abnahme der entmarkungsbedingten Hyperpolarisation der Axonmembran ($| E_R'' |$ < $| E_R' |$) und Überschwelligwerden der vorher unterschwelligen Erregung (punktierter Verlauf). Weitere Einzelheiten siehe Text.

Auge gefaßt [u. a.: Davis et al., 1986; Sherrat et al., 1980; Stefoski et al., 1987; Waxman, 1986], scheiterte aber bisher offenbar u. a. an den Nebenwirkungen der dafür verwendeten Substanzen [Jones et al., 1983].

Für die Überprüfung der hier vorgestellten Arbeitshypothese werden zukünftig auch Untersuchungen an experimentell demyelinisierten Warmblüteraxonen [Brismar, 1981; Raine, 1984; Waksman und Adams, 1956] nötig werden, denn "there is a large uninvestigated field of nerve pathophysiology, where recordings from the single fibre and potential clamp analysis of its membrane properties probably will be necessary to reveal the nervous dysfunction" [Brismar, 1983].

Literatur

Armstrong CM (1971) Interaction of tetraethylammonium ion derivatives with the potassium channels of giant axons. J Gen Physiol 58:413–437

Berthold C-H, Rydmark M (1983) VI. Anatomy of the paranode-node-paranode in the cat. Experientia 39:954–976

Bohuslavizki KH, Koppenhöfer E, Hänsel W, Möller W-D (1988) A new approach for the treatment of demyelinating diseases? J Neuroimmunology 20:251–252

Bostock H, Sears TA (1978) The internodal axon membrane: electrical excitability and continuous conduction in segmental demyelination. J Physiol (London) 280:273–301

Braun H, Frohne D (1987) Heilpflanzenlexikon für Ärzte und Apotheker. Gustav Fischer Verlag, Stuttgart

Brismar T (1981) Specific permeability properties of demyelinated rat nerve fibres. Acta physiol scand 113:167–176

Brismar T (1983) IV. Nodal function of pathological nerve fibers. Experientia 39:946–953

Chiu SY, Ritchie JM (1982) Evidence for the presence of potassium channels in the internode of frog myelinated nerve fibres. J Physiol (London) 322:485–501

Davis FA, Stefoski D, Bindokas J, Schauf CL (1986) 4-Aminopyridine administered orally improves clinical signs in multiple sclerosis. Ann Neurol 20:152

Deutsches Arzneibuch, 8. Ausgabe 1978 Deutscher Apotheker Verlag, Stuttgart, Govi Verlag, Frankfurt

Dodge FA, Frankenhaeuser B (1958) Membrane currents in isolated frog nerve fibre under voltage clamp conditions. J Physiol (London) 143:76–90

Eilert U, Ehmke A, Wolters B (1984) Elicitor-induced accumulation of acridon alkaloid epoxides in Ruta graveolens suspension cultures. Planta medica 1984, 508–512

Frankenhaeuser B (1957) A method for recording resting and action potential in the isolated myelinated nerve fibre of the frog. J Physiol (London) 135:550–559

Frankenhaeuser B (1959) Steady state inactivation of sodium permeability in myelinated nerve fibres of Xenopus laevis. J Physiol (London) 148:671–676

Frankenhaeuser B, Hodgkin AL (1957) The action of calcium on the electrical properties of squid axons. J Physiol (London) 137:217–244 (1957)

Frankenhaeuser B, Moore LE (1963) The effect of temperature on the sodium and potassium permeability changes in myelinated nerve fibres of Xenopus laevis. J Physiol (London) 169:431–437

Fricke E (1987) Multiple Sklerose. Edition Medizin, Verlag Chemie, Weinheim

Gardner-Medwin AR (1986) A new framework for assessment of potassium-buffering mechanisms. Ann NY Acad Sci 481:287–302

Häfele F, Schimmer O (1988) Quantitative Bestimmung von gentoxischen Furochinolinalkaloiden in Auszügen von Dictamni radix mittels HPLC und Ermittlung der mutagenen Potenz im Salmonella/microsome Test. Arch Pharm (Weinheim) 321:693

Henn FA, Haljamäe H, Hamberger A (1972) Glial cell function: Action of extracellular K^+ concentration. Brain Res 43:437–443

Hille B (1968) Charges and potentials at the nerve surface. *Divalent ions and pH.* J Gen Physiol 51:221–236

Hodgkin AL, Huxley AF (1952) A quantitative description of membrane current and its application to conductance and excitation in nerve. J Physiol (London) 117:500–544

Homöopathisches Arzneibuch, 1. Ausgabe 1978 Deutscher Apotheker Verlag, Stuttgart, 1986

Huxley AL, Stämpfli R (1949) Evidence for saltatory conduction in peripheral myelinated nerve fibres. J Physiol (London) 108:315–339

Huxley AL, Stämpfli R (1951) Effect of potassium and sodium on resting and action potentials of single myelinated nerve fibres. J Physiol (London) 112:496–508

Jones RE, Ileson JR, Foster DH, Snolgar RS, Mason RJ (1983) Effects of 4-Aminopyridine in patients with Multiple Sclerosis. J Neurological Sci 60:353–362

Kocsis JD, Waxman SG (1985) Demyelination: causes and mechanisms of clinical abnormality and functional recovery. In: Handbook of clinical Neurology. Bd 3 (47). Demyelinating diseases. Hrsg.: Vinken PJ, Bruyn GW, Klawans HL, Koetsier JC, S 29–47, Elsevier, Amsterdam

Koppenhöfer E, Sommer R-G, Froese U (1987) Effects of benzocaine and its isomers on sodium permeability and steady state inactivation in the myelinated nerve, obtained by an improved dissection technique. Gen Physiol Biophys 6:209–222

Kubeczka KH(1971) Die ätherischen Öle verschiedener Ruta-Arten. Herba Hungarica 20:109–117

Kuhn TS (1977) Die Entstehung des Neuen. Hrsg.: Krüger L, Suhrkamp, Frankfurt/Main

Lehmann HJ, Ule G (1964) Electrophysiological findings and structural changes in circumscript inflammation of peripheral nerves. Progress in Brain Res 6:169–173

Marmont G (1949) Studies on the axon membrane. I. A new method. J Cell Comp Physiol 34:351–382

Maurer K, Lowizsch K, Stöhr M (1988) Evozierte Potentiale. AEP-VEP-SEP. Enke, Stuttgart

Minker E, Bartha C, Rózsa Z, Szendrei K, Reisch J (1979) Antispasmogenic effect of Rutamarin and Arborinine on isolated smooth muscle organs. Planta Medica 37:156–160

Montes Giraldo JJ (1981) Medicina popular en Colombia – vegetales y ortas sustancias usadas como remedios. Publicaciones del instituto caro y cuervo LVIII, Bogota

Nahrstedt A, Wray V, Engel B, Reinhard E (1984) New furoacridone alkaloids from tissue culture of *Ruta graveolens*. Planta Medica 1984, 517–519

Nonner W (1969) A new voltage clamp method for Ranvier nodes. Pflügers Arch 309:176–192

Nuver MR, Namerov NS (1981) Somatosensory evoked potential testing in Multiple Sclerosis. Adv Neurol 31:183–199

Petit-Paly G, Rideau M, Chenieux JC (1982) Étude de quelques Rutacées a Alcaloides. II. *Ruta graveolens:* Revue Botanique, Chimique et Pharmacologique (Études particulière des Alcaloides quarternaires Quinoléiques). Pl Méd et Phytoth 16:55–72

Poeck K (1987) Neurologie. Springer, Heidelberg

Raine CS (1984) Biology of disease. Analysis of autoimmune demyelination: its impact upon Multiple Sclerosis. Lab Invest 50:608–635

Ramón F, Anderson N, Joyner RW, Moore JW (1975) Axon voltage clamp simulations. IV. A multicellular preparation. Biophys J 15:55–69

Rasminsky M, Sears TA (1972) Internodal conduction in undissected demyelinated nerve fibres. J Physiol (London) 227:323–350

Reisch J, Rózsa Z, Mester I (1978) Über die Struktur des Rutacridons (1). Z Naturforsch 33b:957–958

Ritchie JM, Chiu SY (1981) Distribution of sodium and potassium channels in mammalian myelinated nerve. Adv Neurol 31:329–340

Ritchie JM, Rang HP, Pellegrino R (1981) Sodium and potassium channels in demyelinated and remyelinated mammalian nerve. Nature 294:257–259

Ritchie JM, Rogart RB (1977) Density of sodium channels in mammalian myelinated nerve fibers and nature of the axonal membrane under the myelin sheath. Proc Natl Acad Sci USA 74:211–215

Schneider G (1965) Verteilung vom Dictamnin und γ-Fagarin in *Ruta graveolens* L. Planta Medica 13:425–430

Schönle C, Koppenhöfer E (1983) Zur Selektivität der Wirkung gereinigten Tetraäthyl-ammoniumchlorids am Ranvierschen Schnürring. Funkt Biol Med 2:49–52

Schumann H, Koppenhöfer E, Wiese H (1983) Compensation of the low-pass filter properties of the current measuring internode in potential-clamped myelinated nerve fibre. Gen Physiol Biophys 2:287–295

Schwarz JR, Vogel W (1971) Potassium inactivation in single myelinated nerve fibres of *Xenopus laevis*. Pflügers Arch 330, 61–73

Sherrat RM, Bostock H, Sears TA (1980) Effects of 4-Aminopyridine on normal and demyelinated mammalian nerve fibres. Nature 283:570–572

Stefoski D, Davis FA, Faut M, Schauf CL (1987) 4-Aminopyridine improves clinical signs in Multiple Sclerosis. Ann Neurol 21:71–77

Swenson Jr RP (1981) Inactivation of potassium current in squid by a variety of quarternary ammonium ions. J Gen Physiol 77:255–271

Ulbricht W, Wagner HH, Schmidtmayer J (1982) Effects of aminopyridines on potassium currents of the nodal membrane. In: Advances in the Biosciences. Vol. 35. Aminopyridines and similarily acting drugs. Hrsg.: Lechat P, Thessleff S, Bowman WC, S 29–41, Pergamon press, Oxford

Waksman BH, Adams RD (1956) Comparative study of experimental allergic neuritis in the rabbit, guinea pig and mouse. J Neuropathol Exp Neurol 15:293–234

Waxman SG (1977) Conduction in myelinated, unmyelinated, and demyelinated fibers. Arch Neurol 34:585–589

Waxman SG (1981) Clinicopathological correlations in Multiple Sclerosis and related diseases. Adv Neurol 31:169–182

Waxman SG (1986) Functional organization of the axon membrane in normal and pathological fibers. X. International Congress of Neuropathology, Stockholm

Waxman SG, Ritchie JM (1985) Organization of ion channels in the myelinated nerve fiber. Science 228:1502–1507

Wolters B, Eilert U (1981) Antimicrobial substances in callus cultures of *Ruta graveolens*. Planta medica 43:166–174

Arzneimittel der besonderen Therapierichtungen – Probleme des Wirksamkeitsnachweises

M. Wiesenauer

Das Dilemma, dem wir uns heute bei den Arzneimitteln gegenübersehen, besteht darin, daß man auf der einen Seite bestrebt ist, das Arzneimittel zu entzaubern, an seiner Wirksamkeit und an seinem Nutzen zu zweifeln, zu unterstellen, daß es mit unnötigen Risiken behaftet ist, und zu behaupten, daß sich eine skrupellos vorgehende Industrie daran bereichert. Auf der anderen Seite beobachten wir einen Hang zum Mystizismus, zu einer Präferenz für Naturheilmittel, weil das, was natürlich ist, a priori gut und unschädlich sein muß, für homöopathische und anthroposophische Präparate, für Wirkungen, die sich nicht rational, sondern intuitiv erklären lassen. Aus diesem Dilemma führt nur ein Weg: die systematische Klärung der Arzneimittelwirkungen und der ihnen zugrunde liegenden Mechanismen. Dabei müssen wir uns allerdings stets der Grenzen unseres Wissens bewußt bleiben und berücksichtigen, daß auch ein noch so gut untersuchtes Arzneimittel positive und negative Einflüsse auf den kranken Menschen ausüben kann, die nicht vorhersehbar oder nicht zu erklären sind, Wirkungen, die nur bei einem oder wenigen Individuen auftreten, aber nicht die Regel sind: so der Ausblick von Gross über den „Nutzen und Schaden der Arzneimittel" [13].

Diese Diskussion über die Arzneimittel auch und gerade unter Miteinbeziehung der Naturheilmittel hatte einen ersten Höhepunkt mit dem Inkrafttreten des neuen Arzneimittelgesetzes 1976/78 (AMG); es entstand nicht zuletzt aus der Sorge über und dem Bewußtsein um die Arzneimittelsicherheit, die als Resultante der „Contergan-Katastrophe" eine neue Dimension erlangte.

12 Jahre später – 1989/90 – erreicht die Diskussion einen neuerlichen Höhepunkt, wenn auch anders akzentuiert. Neben der Arzneimittelsicherheit („Risiko") steht die Wirksamkeit („Nutzen") im Mittelpunkt; es geht um die Nachzulassung der bisher auf dem Markt befindlichen Arzneimittel, der sog. Alt-Spezialitäten, von denen wiederum allopathische Medikamente wie auch Naturheilmittel betroffen sind.

Daß für alle Arzneimittel die Kriterien Qualität und Unbedenklichkeit erfüllt sein müssen und erfüllt werden können, ist weithin akzeptiert. Allein die Frage des Nachweises der Wirksamkeit scheint umstritten zu sein. Als besonders problematisch erweist sich dies für den überaus heterogenen Markt der Naturheilmittel.

Arzneimittelrechtliche Entwicklung

Bei der Neuordnung des Arzneimittelrechts ging der Gesetzgeber davon aus, daß auf dem Gebiet der Arzneimitteltherapie verschiedene Therapierichtungen nebeneinander bestehen, die auf unterschiedlichen theoretischen Denkansätzen und wissenschaftlichen Methoden beruhen. Dem Gesetzgeber kam es bei dieser Ausgangslage darauf an, einerseits die Monopolisierung einer dieser Therapierichtungen als Stand der wissenschaftlichen Erkenntnisse und damit die Majorisierung anderer Therapieansätze zu vermeiden. Andererseits sollte aber der Schutz des Patienten vor falschen Behauptungen und Heilversprechen unter der staatlichen Zurückhaltung bei der Entscheidung über wissenschaftliche Lehrmeinungen nicht leiden. Dementsprechend fordert das Arzneimittelgesetz einerseits auch für die Arzneimittel der besonderen Therapierichtungen, zu denen auch die sog. Naturheilmittel gezählt werden, grundsätzlich, daß sie qualitativ einwandfrei, unbedenklich und wirksam sind. Andererseits berücksichtigt es – beispielsweise durch die Regelungen über die Registrierung homöopathischer Arzneimittel (§ 38, 39 AMG) und mit den Bestimmungen über die speziellen Zulassungs- und Aufbereitungs-Kommissionen (§ 25 AMG) die spezifischen Besonderheiten der Arzneimittel der besonderen Therapierichtungen (Tab. 1).

Tab. 1. Zulassungs- und Aufbereitungskommissionen für die Arzneimittel der besonderen Therapierichtungen

Anthroposophische Stoffgruppe	C-Kommission
Homöopathische Stoffgruppe	D-Kommission
Phytotherapeutische Stoffgruppe	E-Kommission

Bei der Verabschiedung des zweiten Gesetzes zur Änderung des Arzneimittelgesetzes hat der Deutsche Bundestag seine Entschließung von 1976 bekräftigt, daß auf dem Gebiet der Arzneimitteltherapie mehrere Therapierichtungen nebeneinander bestehen sollen, die von unterschiedlichen theoretischen Denkansätzen und wissenschaftlichen Methoden ausgehen. Er hat weiterhin bekundet, daß es nicht Aufgabe des Gesetzgebers sei, durch die einseitige Festlegung bestimmter Methoden für den Nachweis der Wirksamkeit eines Arzneimittels eine der miteinander konkurrierenden Therapierichtungen in den Rang eines allgemein verbindlichen „Standes der wissenschaftlichen Erkenntnis" und damit zum ausschließlichen Maßstab für die Zulassung eines Arzneimittels zu erheben. Die Zielsetzung war, daß sich im Zulassungsbereich der in der Arzneimitteltherapie vorhandene Wissenschaftspluralismus deutlich widerspiegeln muß [30].

Definition der Arzneimittelgruppen

Während durch die Arbeit der Aufbereitungs-Kommissionen die unterschiedlichen Arzneimittelgruppen der Synthetika (B-Kommissionen) als gut geregelt bezeichnet werden muß, ergeben sich für die Vertreter gerade der D- und E-Kommissionen (Homöopathie, Phytotherapie) immer wieder erhebliche Probleme mit dem Begriff der „Naturheilmittel" und der „Naturheilverfahren". Letzterer ist zwar in der Weiterbildungsordnung der Landesärztekammern aufgenommen worden, wird jedoch weiterhin kontrovers diskutiert [vergleiche dazu insbesondere 18, 31, 34].

„Naturheilmittel" ist eine völlig verschwommene Bezeichnung, die bislang in keiner Rechtsvorschrift gebraucht wird. Ihre Verwendung geht überwiegend auf die Laienpresse zurück. Nach Wichtl sind Naturheilmittel Stoffe oder Zubereitungen, die aus Produkten natürlicher Herkunft stammen, die Arzneimittelcharakter besitzen können (je nach ihrer Zweckbestimmung), die aber auch lediglich der Körperpflege dienen können. Eine gesetzliche Regelung – auch des Begriffes „Heilmittel" allein – fehlt (40).

Unter den Begriff der „Arzneimittel der besonderen Therapierichtungen" werden 3 unterschiedliche Präparategruppen subsumiert, die als Arzneimittel der anthroposophisch erweiterten Medizin, der Homöopathie und der Phytotherapie eindeutig definiert sind; die entsprechenden Aufbereitungs-Kommissionen am Bundesgesundheitsamt haben dies in jeweils eigenen Präambeln klargestellt.

Probleme des Wirksamkeitsnachweises

Arzneimittel der besonderen Therapierichtungen sind pharmazeutisch wie medizinisch klar definiert und von anderen Präparategruppen abgrenzbar. Ihre Anwendung basiert auf unterschiedlichem Verständnis und medizinischer Krankheitsauffassung; dies erklärt ihre Bezeichnung „besondere Therapierichtung". Daraus resultiert zugleich die Frage, wie ihre Wirksamkeit system-adäquat nachgewiesen werden kann, zumal insbesondere bei der Anwendung von anthroposophischen und homöopathischen Medikamenten besondere Kenntnisse in der Synthese „Krankheit – Arzneimittel" notwendig sind [10, 23].

Dies macht verständlich, warum von ihren Vertretern die in der klinischen Pharmakologie üblichen Methoden des Wirksamkeitsnachweises weitgehend abgelehnt werden. Gerade an diesem Punkt entzünden sich jedoch Diskussionen, die teilweise dogmatische Züge annehmen.

Beispiel: Homöopathische Arzneimittel

Righetti betont, daß in der Art und Bedeutung ihrer Forschung sich Homöopathie und Schulmedizin/Pharmakologie ganz gewaltig unterscheiden. In der Schulmedizin sind die experimentellen Erforschungen neuer Substanzen im Labor und später die klinischen Prüfungen an Kranken, zu denen fast immer randomisierte Doppelblindstudien gehören, von zentraler Bedeutung und haben in der Regel unmittelbare Konsequenzen für die medikamentöse Behandlung der Patienten. In der Homöopathie dagegen sind solche Forschungsergebnisse, die in Anlehnung an die wissenschaftlichen Methoden der Schulmedizin mit homöopathischen Arzneien in klinischen und experimentellen Studien erzielt werden, für die Behandlungspraxis meistens ohne große Bedeutung. Entscheidend für diesen Sachverhalt ist, daß Schulmedizin und Homöopathie zwei grundverschiedene Systeme sind, in denen die Arzneitherapie, angefangen von der Arzneiherstellung, über die Arzneimittelprüfung, die Art und den Bereich ihrer Anwendung, bis hin zum Therapieziel, jeweils völlig anders strukturiert ist. Die in der Homöopathie vorliegenden klinischen und experimentellen Forschungsergebnisse leisten daher meistens eher einen wertvollen Beitrag im Sinne der Grundlagenforschung, in dem sie die Wirkung und Wirksamkeit homöopathischer Arzneien prinzipiell nachweisen, als daß sie für die therapeutische Praxis von ausschlaggebenden Belang wären [29].

Aus unterschiedlichen Gründen mangelt es aber an solchen Grundlagenarbeiten, sind sie doch nur geeignet, spezielle und damit Homöopathietypische Fragestellungen zu lösen: beispielsweise die Unterschiede zwischen

- potenzierter und verdünnter Substanz,
- unterschiedlichen Herstellungsverfahren (Potenzen),
- tiefen und hohen Potenzen,
- verschiedenen Darreichungsformen (flüssig/fest),
- Einzelsubstanzen und deren Kombinationen etc. (Tab. 2–4).

Tab. 2a. Arzneigrundstoffe für Homöopathika (HAB1)

Pflanzen und definierte Pflanzenteile
Tiere und deren Ausscheidungsprodukte
Mineralien und Metalle sowie deren Verbindungen
Nosoden (pathologisches Gewebe und Sekrete)

Tab. 2b. Arzneistoffträger für Homöopathika (HAB1)

Ethanol	Lactose
Wasser	Saccharose

Tab. 3. Herstellungsverfahren für Homöopathika (HAB1)

Arzneigrundstoff und Arzneistoffträger werden verschüttelt/verrieben:
1:10 → Dezimalpotenz: D1, D2, D3 ...
1:100 → Centesimalpotenz: C1, C2, C3 ...
1:50000 → LM-(Q)Potenz: LMI, LMII, LMIII ...

Tab. 4. Darreichungsformen für Homöopathika (HAB1)

Dilution	Triituration	Salben
Ampullen	Tabletten	Suppositorien
Globuli		Augen-/Nasentropfen

Wirksamkeit von Homöopathika

Als besonders problematisch erweist sich die experimentelle Forschung mit homöopathischen Arzneimitteln. Schon im Hinblick auf ihre Verwendung als mehr oder weniger starke Verdünnungen fallen analytische Verfahren im allgemeinen aus. Die Suche nach dem „Wirkstoff" analog der Rezeptorpharmakologie ist ein nicht durchführbarer Ansatz [36]. Alternativ dazu wird von Harisch und Mitarbeitern erfolgreich der Weg beschritten, therapeutische Effekte von Homöopathika auf Zellkompartimente zu untersuchen. Hier haben sich an unterschiedlichen Modellen in doppelblinder Versuchsanordnung reproduzierbar signifikante Unterschiede zwischen Homöopathikum und Placebo zeigen lassen; bemerkenswert sind die Untersuchungen auch dahingehend, als sog. Hochpotenzen mit aufgenommen wurden [16, 17]. In diesem Zusammenhang sollen auch die Studien von Gutmann und Mitarbeitern erwähnt werden, demnach beim Vorgang der Potenzierung eine „Imprägnation" der Substanz mit dem Arzneimittelträger stattfindet [14]. In gleicher Richtung zielen die Untersuchungen von Weingärtner, demnach man sich bei dem gesamten Problemkreis Potenzierung damit zu beschäftigen hat, wie das durch die Moleküle des Lösungsmittels definierte Feld zu beschreiten ist und welche Fremdinformation in dieses Feld fest implantiert werden kann [38, 39]. Speziell zu dieser Fragestellung wurde unlängst eine Literatursammlung von Hoffmann als Dissertation vorgelegt [19]. Experimentelle Untersuchungen dienen mithin in erster Linie zur Erforschung des Wirkprinzips von Homöopathika.

Klinische Studien

Abgesehen von der Vielzahl an unstrukturierten Erfahrungsberichten und kasuistischen Beschreibungen gibt es eine Reihe von klinisch-therapeutischen Studien mit homöopathischen Arzneimitteln. Sie sind überwiegend nach der Methodik der vergleichenden, zumeist doppelblinden Prüfung angelegt. Die Mehrzahl der Studien vergleicht ein oder mehrere Homöopathika mit dem reinen Arzneistoffträger als Placebo. Sie entstammen zumeist der Humanmedizin aber auch der Tier- und Zahnmedizin.

Demgegenüber wird der Vergleich mit einer akzeptierten Standardsubstanz wohl aus methodischen Gründen nur in wenigen Studien durchgeführt [8, 23, 45]. Eine relativ vollständige Sammlung klinisch-therapeutischer Studien mit Homöopathika wurde unlängst von Righetti vorgelegt und kritisch kommentiert [29]. Die wohl größte Zusammenfassung eigener Untersuchungen wurde von Mössinger erarbeitet, der als Pionier auf dem Gebiet der praktischen Arzneimittelforschung gilt [23]. Die Autoren beurteilen die vorliegenden Ergebnisse in ähnlicher Weise wie Pirtkien, der nach 10 Jahren Forschung auf dem Gebiet der Homöotherapie folgende Aussage macht:
es gibt unter den in der Homöotherapie gebräuchlichen Substanzen sowohl bei Menschen als auch beim Tier wirksame Arzneien [26].

Methodische Überlegungen

Bei der klinisch-therapeutischen Erforschung und damit zum Wirksamkeitsnachweis muß das Postulat der homöopathischen Arzneimittelfindung akzeptiert werden. Dazu gehören die individuelle Arzneiwahl und die Behandlung mit einem Einzelmittel (Monosubstanz) sowie die individuelle Wahl der Potenz (Arzneistärke). Nur dieses lege-artis Procedere macht eine optimale Homöotherapie möglich und bringt die aus homöopathisch-ärztlicher Erfahrung bekannten Erfolge. Im Hinblick auf diese feine Differenzierung bei der Auswahl des Homöopathikums sind die daraus resultierenden Kasuistiken zwar zur Einzelfallanalyse nützlich und können als Sammelkasuistik auch ein Beleg für die Wirksamkeit sein („besonderes Erkenntnismaterial"). So wird auch Gebhardt's Hinweis verständlich, demnach bei der Abhängigkeit der Behandlungsverfahren von einer sorgfältigen Individualisierung sich in der Regel keine Kollektive bilden lassen, die für eine kontrollierte klinische Prüfung geeignet wären. So muß auch hier der intraindividuelle Vergleich zur Prüfung der Wirksamkeit herangezogen werden [10].

Demgegenüber sind zur Beantwortung der oben aufgeworfenen Fragen als Klärung pharmakologischer Problemstellungen Kollektivuntersuchungen unabdingbar; sie machen zwangsläufig eine Vereinfachung des Therapieprinzips notwendig. Aus methodischen Zwängen ist dies aber auch unter Inkaufnahme eines geringeren therapeutischen Effektes zu akzeptieren, muß aber bei der Diskussion der Ergebnisse berücksichtigt werden.

Galphimia glauca als Modell

Galphimia glauca gehört zu einer Reihe von Substanzen, die als neue homöopathische Arzneimittel bezeichnet werden. Überwiegend handelt es sich um Präparate mit pflanzlichen Arzneigrundstoffen. Die dazu notwendigen Vorerfahrungen im Sinne der von Mössinger apostrophierten Rohempirie beruhen überwiegend auf Hinweisen aus der Volksheilkunde. Weitere Erkenntnisse resultieren aus Einzelfall-Beobachtungen [41]. Sie belegen deutlich die Wirkungsrichtung von *Galphimia glauca* bei allergisch bedingten Schleimhauterkrankungen.

Mit *Galphimia glauca* (Fam. nat. *Malpighiaceae*) als Prüfsubstanz werden seit 1980 Kollektivstudien durchgeführt. Am Beispiel des Heuschnupfen-Syndroms (Pollinosis), einem fest umrissenen Krankheitsbild, wird Wirksamkeit und Wirkung systematisch erfaßt und dokumentiert. An den Therapiestudien beteiligen sich niedergelassene Ärzte (Allgemeinmediziner, Internisten und Pädiater mit und ohne Zusatzbezeichnung „Homöopathie-/Naturheilverfahren") aus dem gesamten Bundesgebiet.

Die Diagnose der Pollinosis wurde durch eine gezielte Anamnese sowie durch den klinischen Befund gesichert. Um kein selektiertes Krankengut zu erhalten, waren alle Patienten mit „akutem Heuschnupfen-Syndrom" in die Studie aufzunehmen. Dabei durften die Symptome nicht länger als 1 Woche bestehen; sie mußten also *akut* vorhanden sein:

Rötung und Schwellung der Konjunktiven bei heftigem Tränen und Brennen der Augen („Augensymptome"), Kribbeln und Kratzen in Nase und Rachen, gehäuftes Niesen und Nasensekretion („Nasensymptome"), allergisch bedingt durch blühende Pflanzen und Gräser. Die allergische Ursache der Symptomatik war anamnestisch zu sichern, wobei der Heuschnupfen beim Patienten wenigstens 2 Jahre bekannt sein mußte.

Von der Studie ausgeschlossen wurden Personen, die wegen sonstiger Erkrankungen mit Kortikoiden und/oder Antihistaminika behandelt wurden. Eine zusätzliche antiallergische Therapiemaßnahme war nicht erlaubt. Den an der Studie teilnehmenden Patienten durften auch keine lokal wirkende Heuschnupfen-Präparate zusätzlich verordnet werden (z. B. Augentropfen/Nasensalben).

Zur Beurteilung des Therapieverlaufs war eine erste Wiedereinbestellung des Patienten nach etwa 2 Wochen und eine zweite nach weiteren etwa 2 Wochen Behandlungszeit festgelegt. Dabei wurden jeweils getrennt die Augen- und Nasensymptome erfragt. Die Angaben des Patienten wurden durch die Inspektion des Arztes objektiviert und die jeweilige Symptomatik einer der folgenden 4 Kategorien zugeordnet:

- Beschwerdefrei, d. h. der Patient zeigt keine Symptome mehr.
- Deutliche Linderung, d. h. es trat eine spürbare und wohltuende Linderung der Symptomatik ein.
- Geringfügige Besserung, d. h. die Symptome konnten nur wenig abgeschwächt werden.

● Keine Besserung, d. h. der Patient hat keinerlei Veränderung seiner Beschwerden beobachten können.

Einzelheiten zum Studien-Design sowie zur statistischen Auswertung und Beurteilung der Ergebnisse können den jeweiligen Originalia entnommen werden [vgl. Literaturverzeichnis: 42, 43, 44, 46, 47]. Im Folgenden werden als Übersicht die Ergebnisse der Studien mit *Galphimia glauca* beim Heuschnupfen-Syndrom summarisch und damit deskriptiv dargestellt.

Doppelblindstudie 1980

An der in der Heuschnupfen-Saison 1980 durchgeführten Doppelblindstudie waren insgesamt 86 Patienten beteiligt. Die durchschnittliche Beobachtungsdauer lag bei 5,5 Wochen.

Ein Therapieerfolg im Sinne einer Beschwerdefreiheit/deutlichen Linderung der akuten Heuschnupfen-Symptomatik konnte mit *Galphimia glauca* D4 in 83% der Fälle erzielt werden. Der Effekt des Placebos (Aethanol 43%) lag bei 47%. Auch bei der zweiten Wiedereinbestellung war der Therapieunterschied signifikant. Galphimia lag bei 81%, Placebo bei 57% Therapieerfolg.

Retrospektiv-Studie 1981

Um dieses Therapieergebnis reproduzieren zu können, wurde 1981 eine Retrospektiv-Studie durchgeführt. Dabei wurden die Ärzte erst nach Ablauf der Heuschnupfen-Saison 1981 angeschrieben und um eine retrospektive Beurteilung gebeten. Trotz des unterschiedlichen methodischen Vorgehens zeigte sich ein hohes Maß an Übereinstimmung:

bei einer durchschnittlichen Beobachtungsdauer von 5,5 Wochen lag der retrospektiv erhobene Therapieerfolg bei 89%; die Prüfärzte hatten dabei von sich aus *Galphimia glauca* überwiegend als D4 oder D6 (Dilution, Ampullen) ohne zusätzliche sonstige Therapiemaßnahmen eingesetzt (n = 81).

Doppelblindstudie 1982

Die in der Heuschnupfen-Saison 1982 durchgeführte Studie basiert auf der Fragestellung, inwiefern ein Wirkungsunterschied zwischen einer potenzierten und einer verdünnten Substanz besteht. Als Prüfsubstanzen wurden Galphimia D6 und Galphimia 10^{-6} eingesetzt, wobei Aethanol 43% als Placebo die Vergleichsgruppe bildete.

Unter einer 5-wöchigen Behandlungsdauer von 164 Patienten zeigte sich ein deutlicher Wirkungsunterschied zwischen den beiden unterschiedlich hergestellten Galphimia-Präparaten: bei der ersten Wiedereinbestellung war

Galphimia D6 mit 72% deutlich besser wirksam als Galphimia 10^{-6} mit 49% (Augensymptomatik); bei der Nasensymptomatik lag der Therapieerfolg von Galphimia D6 bei 60%, hingegen bei Galphimia 10^{-6} nur bei 40%. Der Effekt des Placebos lag bei 55% bzw. 41%.

Auch bei der zweiten Wiedereinbestellung konnten ähnliche Ergebnisse erzielt werden, wonach Galphimia D6 bei der Augensymptomatik in 80% der Fälle, Galphimia 10^{-6} in 66% der Fälle wirksam war; bei der Nasensymptomatik lag Galphimia D6 bei 78%, Galphimia 10^{-6} bei 51%. Die Placeborate lag jeweils bei 65% und 58%.

Retrospektivstudie 1983

Auch für die Heuschnupfen-Saison 1983 wurde als methodischer Ansatz eine retrospektive Erhebung durchgeführt. Analog der Retrospektivstudie 1981 wurden die Ärzte erst im Herbst 1983 angeschrieben, um die Daten der ausschließlich mit *Galphimia glauca* behandelten Patienten erheben zu können. Dabei ergab sich unter einer durchschnittlichen Beobachtungsdauer in 70% der Fälle ein Therapieerfolg; die Anzahl der beobachteten Patienten betrug 160. Hierbei hatten die Ärzte überwiegend Galphimia D6 sowie D12 als Dilution eingesetzt.

Doppelblindstudie 1984

Im Hinblick auf den reproduzierbaren Therapieeffekt bei unterschiedlicher Methodik von *Galphimia glauca* beim Heuschnupfen-Syndrom wurde in der Heuschnupfen-Saison 1984 eine weitere randomisierte Doppelblindstudie durchgeführt. Dabei wurden die Wirkungsqualitäten unterschiedlicher Potenzen (Arzneistärken) überprüft: *Galphimia glauca* D4, C4 und das rechnerisch entsprechende C2 sowie LM4 wurden miteinander doppelblind verglichen. Bei einer durchschnittlichen Behandlungsdauer von 5 Wochen ließen sich bei 216 Patienten folgende Daten erheben:

bei der ersten Wiedereinbestellung waren Galphimia D4 und C2 mit 65% praktisch gleich gut wirksam (Augensymptomatik); bei der Nasensymptomatik lag der Therapieerfolg beider Galphimia-Zubereitungen bei 67%, die sich im übrigen rein rechnerisch entsprechen (D4$\hat{=}$C2).

Bemerkenswerterweise liegt ein ähnlicher Trend bei Galphimia C4 und LM4 vor. Die Augensymptomatik wurde mit Galphimia C4 in 73% und mit Galphimia LM4 in 76% der Fälle gebessert/beseitigt. Bei der Nasensymptomatik lag der Therapieerfolg mit Galphimia C4 und LM4 bei 70% und 69%.

Diese Tendenz war jedoch bei der zweiten Wiedereinbestellung sowohl bei der Augen- wie auch bei der Nasensymptomatik nicht mehr nachvollziehbar. Hier lag der Therapieerfolg sämtlicher Galphimia-Potenzen bei rund 85%.

Doppelblindstudie 1985

Diese randomisierte Prospektivstudie sollte in doppelblinder Versuchsanordnung im wesentlichen die Erkenntnisse der Doppelblindstudie 1982 reproduzieren. Erneut sollte die Frage geprüft werden, ob ein Wirkungsunterschied zwischen einem potenzierten Homöopathikum und einem verdünnten Stoff besteht. Als Prüfsubstanzen wurden *Galphimia glauca* D4 und Galphimia 10^{-4} eingesetzt, wobei Aethanol 43% als Placebo die Vergleichsgruppe bildete.

Unter einer 4,5-wöchigen Behandlungsdauer bei 160 Patienten zeigten sich folgende Ergebnisse:

sowohl bei der Augen- wie auch bei der Nasensymptomatik war das Placebo mit 70,2% besser wirksam als Galphimia D4 mit 52,1%. Demgegenüber gaben aus der Gruppe der mit der Galphimia-Verdünnung 10^{-4} behandelten Patienten 61,1% und 61,8% eine Besserung/Beschwerdefreiheit von Augen- und Nasensymptomen an. Diese Tendenz war auch bei der zweiten Wiedereinbestellung festzustellen.

Dies war bisher die einzige Studie, bei der *Galphimia glauca* deutlich schlechter wirksam war als das Placebo. Interessanterweise jedoch lag auch bei dieser Studie die Rate des therapeutischen Effektes der Verdünnung Galphimia 10^{-4} zwischen der des Verums Galphimia D4 und der des Placebos. Insofern konnte das Ergebnis der Studie von 1982 reproduziert werden.

Aufgrund der bekannten analytischen Probleme mit Homöopathika war retrospektiv eine experimentelle Identifizierung von Verum und Placebo nicht möglich.

Doppelblindstudie 1986

In der multizentrischen Doppelblindstudie wurde *Galphimia glauca* C2 gegenüber Aethanol 43% verglichen. Damit sollten die Ergebnisse der Studien von 1980 sowie 1984 reproduziert werden. Die 4. Dezimalpotenz (D4) entspricht rein rechnerisch der 2. Centesimalpotenz (C2); der pharmazeutische Herstellungsvorgang allerdings ist unterschiedlich, wobei in praxi von einer äquivalenten Arzneistärke ausgegangen wird. An der Studie beteiligten sich 201 Patienten bei einer 5-wöchigen Beobachtungsdauer. In der mit *Galphimia glauca* behandelten Gruppe gaben bei der ersten Wiedereinbestellung eine deutliche Besserung/Symptomenfreiheit 67%, resp. 68% an, in der Placebogruppe nur 50% resp. 44% (Augen-Nasensymptomatik).

Dieser Trend war beim zweiten Termin der Wiedereinbestellung noch deutlicher festzustellen:

während in der Placebogruppe 60% resp. 67% eine Besserung/Symptomenfreiheit feststellten, waren es in der Galphimia-Gruppe 88% resp. 76% (Augen- Nasensymptomatik). Damit war wiederum der Unterschied zwischen Verum und Placebo signifikant.

Diskussion

Bei einer zwangsläufigen Vereinfachung der Beziehung „Krankheit-Arzneimittel" können im Rahmen eines Modellprojekts auch Arzneimittel der besonderen Therapierichtungen kontrollierten Studien unterzogen werden. Solche Untersuchungen dienen aber nur mittelbar als Wirksamkeitsbeweis, demnach das Verum signifikant besser wirksam ist als das Placebo. Da es sich um ein Modell handelt, muß davon ausgegangen werden, daß bei situationsüblicher Anwendung der therapeutische Erfolg höher liegt. Dies entspricht der individuellen Anwendung und evaluiert die empirisch ermittelten „guten" Ergebnisse.

Gerade diese Problematik stellt ja den Diskussionskern dar, inwiefern Arzneimittel der besonderen Therapierichtungen mit den konventionellen Methoden der Pharmakologie auf ihre Wirksamkeit hin überprüft werden können.

Modelle sind aber gerade dann notwendig, wenn nicht Einmaligkeit, sondern eine möglichst große Zahl derselben Situation erforderlich wird, um reproduzierbar experimentell bislang nicht nachgewiesene (oder nachweisbare) Phänomene in praxi darzustellen. Dies betrifft also mittelbar die Frage des Wirkprinzips.

Bei solider Bilanzierung der bisherigen Ergebnisse darf festgehalten werden, daß:

- Galphimia glauca signifikant besser wirksam ist als der reine Arzneistoffträger (= Placebo),
- unterschiedliche pharmazeutische Herstellungsverfahren (Potenzreihen) verschiedene therapeutische Effekte hervorrufen,
- im Bereich der sog. Tiefpotenzen (D4, C2) eine Dosisäquivalenz vorliegt, die sich bei mittleren Potenzen verliert,
- mit sehr hoher Wahrscheinlichkeit durch den Potenzierungsvorgang unterschiedliche therapeutische Effekte hervorgerufen werden.

Epikritisch muß gesagt werden, daß die differenzierte Anwendung einer Therapiestudie unter Berücksichtigung des Prinzips der zu untersuchenden Therapiemaßnahmen eine weiterführende Aussage erlaubt, wozu auch eine kritische Haltung in der Beurteilung gehört.

Fazit

Vor dem Hintergrund der arzneimittelrechtlichen, gesundheitspolitischen und damit sozial-ökonomischen Stellung der Arzneimittel der besonderen Therapierichtungen beschäftigen wir uns seit vielen Jahren mit solchen Präparategruppen und führen damit im Bereich der primärärztlichen Versorgung systematische Untersuchungen durch. Die zunehmende Bedeutung und der wachsende Stellenwert dieser Arzneimittel zwingt zu ihrer Bearbeitung mit unterschiedlicher Akzentuierung [9, 34]; dies betrifft sowohl die Frage der Wirksamkeit wie auch die des Wirkprinzips.

Die Arzneimittel der besonderen Therapierichtungen sind im AMG den anderen Präparategruppen gleichgestellt. Qualität und Unbedenklichkeit sind zu erbringen [1, 7, 12, 33]; Wirksamkeit ist ein Kriterium, was diese Arzneimittel ebenfalls belegen müssen, wenn auch „besonderes Erkenntnismaterial" dafür ausreichend ist [4, 5, 21,35].

Dieser Begriff darf aber nicht dazu mißbraucht werden, daß damit von vornherein ein schwer zu erbringender Wirksamkeitsnachweis postuliert und eine Unwirksamkeit suggeriert wird („Pseudo-Placebos"). Dies kann und darf nicht im Sinne des Gesetzgebers sein, der Verantwortung für Patient, Arzt und Versicherungsträger gleichermaßen hat.

Die Arzneimittel der besonderen Therapierichtungen bedürfen einer systematischen Erforschung auf experimentellem wie klinisch-therapeutischem Gebiet. Andererseits kann der stets vorgebrachte Hinweis auf die Bewährung in der Praxis als alleiniger Beweis nicht gelten. Czygan weist nachdrücklich darauf hin, daß sich auch viel genutzte Phytopharmaka, selbst dann, wenn sie das unverbindliche Etikett der „jahrhundertelangen Erfahrung" tragen, der modernen Forschung und Wissenschaft stellen müssen. Ist dann aufgrund vernünftiger und praxisrelevanter pharmakologischer Prüfungen die therapeutische Breite zu gering, wäre es unverantwortlich, dies nicht bei der Anwendung dieser Präparate zu berücksichtigen [3].

Solches steht nicht im Widerspruch zur bisherigen Aufbereitungsarbeit der BGA-Kommissionen. Diese hat nämlich gezeigt, daß neben dem verfügbaren wissenschaftlichen Erkenntnismaterial, der ärztlichen Erfahrung und insbesondere dem ärztlichen Erfahrungswissen erhebliche Bedeutung zukommen [22]. Offensichtlich bieten die Arzneimittel der besonderen Therapierichtungen ein weites Forschungsfeld für Wissenschaft und Praxis an, das dringend einer Bearbeitung bedarf.

Literatur

1. Abel G (1988) Unbedenklichkeitsnachweis auch für pflanzliche Arzneimittel. Zschr f Phytother 9:184–190
2. Brigo B, Bosco O, Serpelloni G Homoeopathic treatment of Migraine: a sixty case, double-blind controlled study. Vol. of proceedings, congress LMHJ, Airlington (USA)
3. Czygan, F-Ch (1988) Editorial, Zschr f Phytother 9 Heft 6
4. Ditzel P (1984) Damoklesschwert für „Phytos"? Dtsch Apoth Ztg 124:2553–2557
5. Fintelmann V (1985) Wissenschaftliches Erkenntnismaterial bei Phytopharmaka. Zschr f Phytother 6:80–84
6. Fisher P (1988) Rhus toxicodendron in the treatment of Fibromyalgia: a double-blind placebo-controlled trial with cross-over. Journal of the OMHJ, Volume 1:26–28
7. Fricke U (1986) Homöopathie aus pharmakologischer Sicht. Dtsch Apoth Ztg 126:2469–2474
8. Gassinger CA, Wünstel G, Netter P (1981) Klinische Prüfung zum Nachweis der therapeutischen Wirksamkeit des homöopathischen Arzneimittels Eupatorium perfoliatum D2 bei der Diagnose „grippaler Infekt". Arzneim-Forsch/Drug Res 31 (I):732–736

9. Gaus W, Häussler S, Kloiber R, Wiesenauer M (1987) Verkauf und Anwendung homöopathischer Arzneimittel. Dtsch Apoth Ztg 127:2251–2255
10. Gebhardt K-H (Hrsg) (1986) Beweisbare Homöopathie. 2. Aufl Haug, Heidelberg
11. Gibson RG, Gibson SLM, MacNeill AD, Buchanan WW (1980) Homoeopathic therapy in rheumatoid arthritis: evaluation by double-blind clinical therapeutic trial. Br J Clin Pharmacol 9:453–459
12. Görlich HD, Wünstel G (1988) Pflanzliche homöopathische Medikamente mit allergischer Potenz. Ärztezeitschr f Naturheilverf 29:811–818
13. Gross F (1977) Vom Nutzen und Schaden der Arzneimittel. H Huber, Bern-Stuttgart-Wien
14. Gutmann V, Resch G (1988) Hochpotenz und Molekularkonzept. Therapeutikon 2:245–252
15. Häussler S, Wiesenauer M (1982) Das Antiallergikum Galphimia glauca. Zschr Allg Med 58:1850–1852
16. Harisch G, Kretschmer M (1988) Läßt sich die Wirkung von Homöopathika im Zellstoffwechsel nachweisen? Therapeutikon 2:188–194
17. Harisch G, Kretschmer M (1988) Wirkungen ausgewählter homöopathischer Präparationen im Kurzzeitbereich. Therapeutikon 2:588–590
18. Hentschel H-D (1987) Über Naturheilverfahren und Außenseiter-Methoden. Physik Ther 8:342–349, 410–419
19. Hoffmann Th (1987) Neuere naturwissenschaftliche Hinweise für eine Wirksamkeit homöopathischer Hochpotenzen. Med Inaug Diss Uni Würzburg
20. Kienle G (1973) Wirkung von Carbo betulae D6 bei respiratorischer Partialinsuffizienz. Arzneim Forsch/Drug Res 23:840–842
21. Kleinsorge H (Hrsg) (1986) Kontrollierte Arzneimittelstudien und ihre Alternativen. G Fischer, Stuttgart-New-York
22. Lagoni N (1988) Nachzulassung homöopathischer Arzneimittel. Dtsch Apoth Ztg 128:2299–2303
23. Mössinger P (1984) Homöopathie und naturwissenschaftliche Medizin. Hippokrates, Stuttgart
24. Mössinger P (1985) Zur Behandlung der Otitis media mit Pulsatilla. Der Kinderarzt 16:581–582
25. Murphy JJ, Heptinstall S, Mitchell JRA (1988) Randomisierter und placebokontrollierter Doppelblindversuch zur Migräneprophylaxe mit Mutterkraut. Lancet – Dtsch Ausg 2:733–737
26. Pirtkien R (1976) Zehn Jahre Forschung auf dem Gebiet der Homöotherapie. Zschr Allg Med 52:1203–1209
27. Rahlfs VW, Mössinger P (1979) Asa foetida bei Colon irritabile. Dtsch Med Wschr 104:140–143
28. Reilly DT, Taylor MA Mcsharry CH, Aitchnison T (1986) Is Homoeopathy a placebo response? Lancet II, 881–886
29. Righetti M (1988) Forschung in der Homöopathie. Burgdorf-Verlag, Göttingen
30. Schorn G (1989) Das homöopathische Arzneibuch. Dtsch Apoth Ztg 129:107–112
31. Seng G (1987) Naturheilverfahren-Definition und Inhalte. Therapeutikon 1:128–132
32. Simon L (1989) Klinische Therapie des Tumorschmerzes mit homöopathisch potenzierten Natursubstanzen. Therapeutikon 3:39–42
33. Thesen R (1988) Phytotherapeutika – nicht immer harmlos. Pharm Ztg 133:38–43
34. Trunzler G (1983) Phytopharmaka heute – gesundheitspolitische Aspekte. Der Deutsche Apotheker 35:480–495
35. Vogel G (1985) Wirksamkeitsnachweis bei Phytopharmaka. Dtsch Apoth Ztg 125:485–489
36. Wagner H (1986) Homöopathische Präparate zur Steigerung der unspezifischen Immunabwehr Dtsch Apoth Ztg 126:2667–2671
37. Weckenmann M (1987) Regulative Therapie funktioneller Herz-Kreislauf-Erkrankungen. Therapeutikon 1:144–151
38. Weingärtner O (1985) Forschung zum Nachweis von Wirkung und Wirksamkeit homöopathischer Arzneimittel. Haug, Heidelberg

39. Weingärtner O (1988) Homöopathie verstehen – Versuch eines naturwissenschaftlichen Zugangs. Therapeutikon 2:310–320
40. Wichtl M (1986) Homöopathika-Phythotherapeutika-Naturheilmittel. Dtsch Apoth Ztg 126:1155–1158
41. Wiesenauer M (1981) Therapie als allgemeinmedizinische Forschung. Hippokrates, Stuttgart
42. Wiesenauer M, Häussler S, Gaus W (1983) Pollinosis – Therapie mit Galphimia glauca. Fortschr Med 101:811–814
43. Wiesenauer M, Gaus W (1985) Double-blind trial comparing the effectiveness of the homoeopathic preparation Galphimia and Placebo. Arzneim-Forsch/Drug Res 35:1745–1747
44. Wiesenauer M, Gaus W (1986) Wirksamkeitsvergleich verschiedener Potenzierungen des homöopathischen Arzneimittels Galphimia glauca beim Heuschnupfen – Syndrom. Dtsch Apoth Ztg 126:2179–2185
45. Wiesenauer M, Gaus W (1987) Orthostatische Dysregulation: kontrollierter Wirkungsvergleich zwischen Etilefrin und Haplopappus. Zschr Allg Med 63:18–23
46. Wiesenauer M, Gaus W (1985) Galphimia-Studie 1985 (unveröffentliche Ergebnisse)
47. Wiesenauer M, Gaus W, Häussler S (1989): Behandlung der Pollinosis mit Galphimia glauca – eine Doppelblindstudie unter Praxisbedingungen. Allergologie (im Druck)

Design von Studien zur Wirksamkeit von Naturheilverfahren – dargestellt an einem Beispiel aus der Homöopathie und aus der Diätetik

W. Gaus

1. Notwendigkeit einer Wirksamkeitsprüfung

Weit verbreitet ist die Ansicht „Naturheilverfahren schaden keinesfalls". Aber jede wirksame Therapie greift in die physiologischen Vorgänge, greift in das Krankheitsgeschehen ein, mehr oder weniger, an sehr verschiedenen Stellen und auf sehr unterschiedliche Art. Jeder Eingriff kann aber prinzipiell gesehen in erwünschter und in unerwünschter Weise beeinflussen. Jede *wirksame* Therapie kann im Einzelfall auch schaden. Dies gilt allgemein, also auch für jede Art von Naturheilverfahren. Damit kommen wir als Wissenschaftler, als Ärzte und auch als Patienten um eine *Nutzen-/Risikoabwägung* nicht herum. Der Nachweis der Wirksamkeit, die objektive und nachvollziehbare Ermittlung des Nutzens ist auch für Naturheilverfahren notwendig. Weitere Gründe für die Notwendigkeit einer Wirksamkeitsprüfung sind, daß ein Patient – von bestimmten Sonderfällen abgesehen – ein Anrecht auf eine wirksame Therapie hat und daß die im Arzneimittelgesetz vorgesehene 12jährige Übergangsfrist für Alt-Arzneimittel Ende 1989 ausläuft.

2. Statistischer Nachweis der Wirksamkeit

Oft ist der detaillierte, kausale Wirkungsmechanismus einer Droge und eines Therapieverfahrens nicht bekannt. Nicht nur die „Erfahrungsheilkunde" im engeren Sinne, sondern auch die „naturwissenschaftliche Medizin", die „Schulmedizin" stützt sich an vielen Stellen auf Bewährtes und Erprobtes, also auf Erfahrung.

Jeder Mensch, jeder Patient ist ein einmaliges Individuum mit seiner persönlichen, einmaligen Lebensgeschichte. Diagnostik, Therapie und Therapieerfolg sind somit nicht völlig determiniert, nicht völlig vorhersagbar, nicht völlig sicher. Es bleiben vielmehr Individualitäten, Unwägbarkeiten, Unsicherheit. Therapieerfolg – und damit die Wirksamkeit einer Therapie – kann nur kasuistisch an Einzelfällen oder *statistisch,* d. h. im Mittel bei einer Gruppe ähnlich gelagerter Fälle, dargestellt werden.

Ein Therapieerfolg beim einzelnen Patienten kann außer der spezifischen, der verordneten Therapie viele Ursachen haben. Einige davon sind:

- Unspezifische Therapien, wie Bettruhe, Pflege, menschliche Zuwendung.
- Spontanheilungen entsprechend dem römischen Sprichwort *medicus curat – natura sanat* (der Arzt behandelt – die Natur heilt).
- Wegfall der Noxe, die die Krankheit (mit) ausgelöst hat, z.B. Belastung am Arbeitsplatz, Streit mit Frau, Nachbar oder Freunden oder beim Heuschnupfen ein Landregen, der die Pollen aus der Luft auswäscht oder das Ende der Blütezeit.
- Placeboeffekt im engeren Sinne, der im wesentlichen wohl auf Auto- und Heterosuggestion beruht. Es ist immer wieder erstaunlich, zu welcher Selbsttäuschung eine Erwartungshaltung führen kann.

Bekannt ist ja der sehr bissige Spruch, daß man im Einzelfall nie wisse, ob der Patient wegen oder trotz ärztlicher Behandlung gesund geworden bzw. gestorben ist.

Weil es viele Ursachen für den Therapieerfolg und den Therapiemißerfolg gibt, benötigt man für einen Wirksamkeitsnachweis eine Vergleichsgruppe. Erst wenn der Therapieerfolg in der Untersuchungsgruppe größer ist als in der zugehörigen Vergleichsgruppe, ist die Wirkung einer spezifischen Therapiemaßnahme aufgezeigt.

Ein Wirkungsnachweis setzt zwei Dinge voraus:

- Eine *vergleichbare Vergleichsgruppe,* d.h. Untersuchungsgruppe und Vergleichsgruppe unterscheiden sich nur in der zu untersuchenden Therapiemaßnahme, ansonsten möglichst wenig und höchstens zufällig. Dies gilt sowohl für die Zusammensetzung der Gruppen (Strukturgleichheit), die allgemeine Behandlung der Gruppen (Behandlungsgleichheit) als auch für die Art und Intensität der Beobachtung der Gruppen (Beobachtungsgleichheit).
- Der Therapieerfolg in der Untersuchungsgruppe ist um so viel größer als in der Vergleichsgruppe, daß dies nur mit einer sehr kleinen (vernachlässigbaren) Wahrscheinlichkeit zufallsbedingt sein kann *(statistische Signifikanz).*

3. Stufen des Wirksamkeitsnachweises

Die erste Stufe der Therapieerprobung ist das Ausprobieren und der Bericht über die dabei entstandenen *Kasuistiken.* Dies ist kein Wirkungsnachweis, da der Therapieerfolg, wie oben dargelegt, durch vielerlei Gründe bedingt sein kann. Die zweite Stufe sind *Fallsammlungen,* also die Sammlung vieler Kasuistiken. Dabei kann sich ein eindrucksvoller Therapieerfolg zeigen, trotzdem muß offen bleiben, ob dieser Therapieerfolg durch die spezifische Therapie oder aus anderen Gründen entstanden ist. Die Situation, daß der Therapieerfolg nicht auf der spezifischen Therapie, deren Wirksamkeit untersucht werden soll, sondern auf anderen Einflüssen beruht, ist ein systematischer, kein zufälliger Fehler. Systematische Fehler werden aber durch

Wiederholungen nicht besser. Deshalb nützt die jahrzehntelange Erfahrung einiger Ärzte und auch die Praxiserfahrung vieler Ärzte kaum mehr als etliche Kasuistiken. Auch bei jahrzehntelanger Erfahrung vieler Ärzte wissen wir nicht, ob der zum Teil beachtliche Therapieerfolg über den Therapieerfolg in einer Vergleichsgruppe mit Placebo hinausgeht. Der beachtliche Therapieerfolg unter Placebo, z. B. bei Pollinosis oder Sinusitis, wird durch viele Autoren (unter anderem [2] und [3]) aufgezeigt. Kasuistiken, Fallsammlungen, jahrzehntelange Erfahrung vieler Ärzte dienen der Generierung von Hypothesen, d. h. dem Aufstellen wichtiger, begründeter und präziser Fragestellungen. Die Naturheilkunde hat eine große Fülle an Kasuistiken, Fällen und oft hundertjähriger Erfahrung. Sie hat also viele Hypothesen. Sie hat aber einen großen Mangel an kontrollierten Studien.

Kontrollierte Studien sind die dritte und entscheidende Stufe eines Wirkungsnachweises. Aber selbst, wenn kontrollierte Studien einen Wirkungsnachweis erbracht haben, ist auch dieser nur statistisch, d. h. er gilt nur im Mittel oder im allgemeinen. Beim einzelnen Patienten kann selbstverständlich eine in einer kontrollierten Studie als wirksam gefundene Therapie versagen.

4. Unter welchen Bedingungen lassen sich kontrollierte Studien durchführen?

Um es vorweg zu nehmen, nicht immer sind kontrollierte Studien möglich. Ethische Gründe können eine kontrollierte Studie verbieten, z. B. wenn es für eine bestimmte Krankheit und Indikation bereits eine befriedigende Therapie gibt und die neue Therapie nicht mehr verspricht als die alte oder wenn umgekehrt es z. B. für eine bestimmte Krankheit bisher keine Therapie gibt und die neue Therapie wirklich überzeugend ist. Auch „technisch"-organisatorische Gründe, wie z. B. eine extrem seltene Krankheit, eine stark individuell geprägte Behandlung oder mangelnde Bereitschaft von Patienten, an der Studie teilzunehmen, können eine kontrollierte Studie praktisch undurchführbar machen.

Geht man mit mathematischer Strenge und Akribie an medizinische Studien und experimentell gewonnene medizinische Daten heran, so kann man sehr viel kritisieren. Natürlich läßt sich z. B. in der Landwirtschaft – dort sind viele statistische Methoden, die wir heute in der Medizin benutzen, entwickelt worden – viel besser experimentieren. Trotzdem sollte die Kritik konstruktiv sein. Kontrollierte Studien in der Medizin, insbesondere auch für Naturheilverfahren sind eine Herausforderung an die Kooperationsbereitschaft. Ärzte, die die zu behandelnde Krankheit gut kennen (z. B. Rheumatologen), Ärzte, die das therapeutische Verfahren sicher beherrschen (z. B. Naturheilärzte) und ein Statistiker müssen kreativ und phantasievoll zusammenwirken, damit eine kontrollierte Studie zum Wirkungsnachweis eines Naturheilverfahrens gelingen kann.

Kontrollierte Studien sind aufwendig und teuer. Der Aufwand lohnt sich nur für wichtige und aussichtsreiche Fragestellungen. Die aber hat die Naturheilkunde in Fülle! Als Beispiel sei eine umfangreiche Literatursuche zum Thema „Naturheilverfahren in der Rheumatologie" [1] genannt, die viele wichtige und aussichtsreiche Fragestellungen erbrachte.

Im folgenden wollen wir zu zwei herausgegriffenen Fragestellungen beispielhaft Versuchspläne für kontrollierte Studien geben.

5. Wirkungsnachweis homöopathischer Therapie

Ein Vorteil für den Wirkungsnachweis einer homöopathischen Therapie ist, daß gut Placebos hergestellt werden können. Die Placebos bestehen einfach aus der Trägersubstanz, dem Vehikel des homöopathischen Arzneimittels, meist also aus Äthanol oder Milchzucker. Große Schwierigkeiten dagegen bereitet der Wirksamkeitsprüfung in der Homöopathie die individuelle Wahl des Mittels, die individuelle Dosierung je nach Konstitution, je nach Vorgeschichte und je nach Reizlage des Patienten. Somit ist die übliche indikationsorientierte Arzneimittelprüfung in der klassischen Homöopathie nicht möglich.

Um die durch die individuelle Therapie bedingten methodischen Probleme zu überwinden haben wir folgende Idee, folgenden Plan entwickelt:

- In die Studie aufgenommen werden Patienten einer bestimmten Diagnose oder Diagnosegruppe, z. B. Patienten mit entzündlichem Rheuma, Migränepatienten oder dergleichen.
- Der homöopathische Arzt behandelt seine Patienten individuell und ist völlig frei in der Wahl und Dosierung seiner Mittel. Bei jedem Patienten wendet er die Mittel in der Potenzierung und in der Dosierung an, wie er es in diesem individuellen Fall für am aussichtsreichsten hält.
- Alle in der Studie eingesetzten Mittel werden von einer an der Studie mitwirkenden Apotheke abgegeben.
- Die Apotheke gibt dem Patienten die rezeptierten Mittel entsprechend dem Randomisationsplan als Verum oder als Placebo.
- Der behandelnde homöopathische Arzt beurteilt den Therapieerfolg.

Dieser Versuchsplan erfüllt sowohl die von methodisch-statistischer als auch die von ärztlich-homöopathischer Seite gestellten Anforderungen: randomisierte Doppelblindstudie einerseits und individuelle Therapie und freie Wahl und Dosierung des Mittels andererseits. Allerdings prüft eine solche Studie nicht ein einzelnes homöopathisches Mittel, nicht eine bewährte Indikation, wie dies z. B. Wiesenauer [2] mit Galphimia bei Pollinosis gezeigt hat. Dieser Versuchsplan prüft vielmehr generell den Therapieerfolg der Homöopathie, des homöopathischen Arztes bei einer bestimmten Krankheit oder einem bestimmten Krankheitsspektrum.

Eine solche Studie ist weder ethisch, noch medizinisch, noch technisch-organisatorisch schwieriger durchzuführen als die vielen von der chemisch-pharmazeutischen Industrie durchgeführten Arzneimittelprüfungen der Phase III. Eine solche Studie hätte bei signifikantem Ergebnis eine sehr hohe Aussagekraft. Sie könnte viele und langjährige Meinungsdiskussionen fachlich wissenschaftlich voranbringen. Bei nicht signifikantem Ergebnis könnte berechnet werden, welcher Therapieerfolg höchstens übersehen worden ist, das ist die übliche Power-Berechnung. Allerdings könnte eine Nicht-Signifikanz auch daran liegen, daß der homöopathische Arzt der Studie – oder bei einer multizentrischen Studie die teilnehmenden homöopathischen Ärzte – die Homöopathie nicht richtig angewandt haben. Für solche Studien sollten also erfahrene, anerkannte Ärzte für Homöopathie gewonnen werden.

6. Spezielle Probleme bei Diätstudien

Vermutlich ist die Diät die älteste Therapieform der Menschheit überhaupt. Bei bestimmten Krankheiten ist die Wirkung der Diät einsichtig und unumstritten. Dies gilt für die Enthaltung gegenüber der Noxe, wenn z. B. ein Leberpatient alkoholfrei lebt oder ein Magenkranker schwerverdauliches Essen und große Portionen meidet. Ebenso ist die Wirkung von gewichtsreduzierenden Diätformen, die Überwindung von Mangelernährungen (z. B. die Gabe von Vitamin D bei Rachitis) und die Diät bei Diabetes gut gesichert. Sieht man jedoch von diesen eher wenigen eindeutigen Situationen ab, so wissen wir über den Therapieerfolg diätetischer Maßnahmen sehr wenig. Wir haben hier eine für die Naturheilverfahren typische Situation: Eine jahrtausendelange Erfahrung mit Kasuistiken und auch mit Fallsammlungen liegt vor, jedoch sind wirklich gesicherte Erkenntnisse eher selten.

Sieben Probleme machen kontrollierte Studien zur Diätetik besonders schwierig.

a) *Viele verschiedene Diäten.* Es gibt – übertrieben formuliert – fast so viele Diätformen wie Menschen. Greift man aus dieser Fülle zwei Diäten heraus und zeigt sich in einer kontrollierten Studie kein Unterschied, so können beide Diätformen gleichermaßen wirksam oder beide gleichermaßen unwirksam sein.

b) *Ganzheitliche Diätetik.* Diätetik im griechischen Sinne ist eine ganzheitliche Lebensweise, ja ein Bewußtsein, eine Lebenseinstellung, eine philosophische Grundhaltung. Diät ist sehr viel mehr als nur das Weglassen eines bestimmten Lebensmittels, z. B. Schweinefleisch. Es genügt auch nicht nur den Koch anzuweisen oder den Koch auszuwechseln, um zu einer Diät zu kommen, zumal die meisten Menschen Speisen von vielerlei Köchen essen. Schließlich ist oft auch Fasten ein wichtiger Teil einer Diät.

Es ist also recht schwierig, im Rahmen einer Studie eine umfassende, ganzheitliche Diät zu vermitteln und zu praktizieren. In einer Studie sollten aber möglichst große Unterschiede zwischen den spezifischen Therapien der Gruppen bestehen, damit man möglichst eine Signifikanz erreicht. Zunächst sollten möglichst unterschiedliche und möglichst umfassende Diäten miteinander verglichen werden, d. h. man verfährt bei Diätstudien analog zu Arzneimittelstudien. Bei Arzneimittelstudien beginnt man mit möglichst hohen Dosen, zeigt sich dann kein Unterschied in der Wirkung, so braucht man die niedrigeren Dosen meist nicht mehr zu prüfen. Würde man die Prüfung mit niedrigen Dosen beginnen und zeigt sich kein Unterschied, so ist die Vermutung berechtigt, daß sich bei höherer Dosis vielleicht doch eine Wirkung gezeigt hätte. Analog dazu sollten Diätstudien möglichst extreme, ganzheitliche, umfassende, „hochdosierte" Diäten auf Wirksamkeit prüfen.

c) *Einverständnis des Patienten.* Obwohl Diäten sicherlich viel weniger risikobehaftet sind als neu entwickelte chemisch-synthetische Arzneimittel, scheint es leichter zu sein, Patienten für eine Arzneimittelprüfung als für eine Diätstudie zu gewinnen. Hat man einen möglichen Teilnehmer für eine Studie mit einer bestimmten Diät gewonnen, so ist es schwierig, seine Compliance zu erhalten, wenn er in die Vergleichsgruppe ohne Diät randomisiert wird.

Zur Überwindung dieses Problems könnte man zuerst randomisieren und dann das Einverständnis des Patienten für die jeweilige Diätform, der er per Randomisation zugeteilt wurde, einholen. Dieses Vorgehen birgt jedoch die Gefahr der Verzerrung in sich. Die eine diätetische Lebensweise ablehnenden Patienten der Untersuchungsgruppe (mit Diät) werden nicht zur Teilnahme an der Studie bereit sein. Dadurch ergibt sich eine positive Selektion für die Untersuchungsgruppe. Diese positive Selektion unterbleibt jedoch für die Vergleichsgruppe ohne Diät. Damit ist die Vergleichbarkeit der Gruppen verloren. Die Patienten der Vergleichsgruppe müßten mindestens ernsthaft befragt werden, ob sie bereit wären, sich der Diät der Untersuchungsgruppe zu unterziehen. Nur Patienten, die ernsthaft dazu bereit sind, dürften in die Vergleichsgruppe und damit in der Studie verbleiben. Problematisch ist, daß die so gefragten und einverstandenen Patienten dann doch keine Diät erhalten. Außerdem ist fraglich, ob damit wirklich Strukturgleichheit, d. h. eine vergleichbare Zusammensetzung der Gruppen, erreicht wird.

d) *Compliance der Patienten.* Wie bei kaum einer anderen Therapieform muß der Patient bei einer Diät über lange Zeit selbst aktiv mitwirken. Dies ist eine extrem hohe Anforderung an die Patienten.

Essen ist ja nicht nur eine Therapie, es ist auch Sozialkontakt, Lebensbedürfnis und vieles mehr. Eine Diät greift also massiv in das Leben des Patienten ein.

Diät vollzieht sich bei ambulanten Patienten im privaten Bereich und ist deshalb praktisch nicht nachprüfbar. Selbst stationäre Patienten gehen zwischendurch an den Kiosk oder ins Restaurant, lassen sich die verbotenen „Leckerbissen" mitbringen oder lassen bestimmte Teile des Essens zurückgehen.

e) *Diät als Krankheit.* Die meisten Menschen empfinden Diät, insbesondere Fasten als Verzicht, als Anstrengung, als Schmerz. Oft wird Gesundheit mit „Essen was man will" gleichgesetzt und das „Diät halten müssen" wird als Behinderung empfunden oder sogar als Krankheit erlebt. Manchmal ist die Einhaltung der Diät für den Patienten subjektiv schlimmer als die Symptome der eigentlichen Krankheit.

Nur wenige Patienten erreichen die Läuterung, daß ihnen nur noch die für sie geeignete Diät schmeckt.

f) *Spontane Diät.* Während für manche Patienten die Diät wie eine Behinderung, wie eine Krankheit empfunden wird, ist es umgekehrt für andere Menschen völlig unzumutbar, ihrer Meinung nach unsinnig zu essen. Auch im Rahmen einer wissenschaftlichen Studie wird z. B. ein überzeugter Vegetarier kein Fleisch essen und z. B. ein Müsli-Freund nicht auf seine Körner verzichten. Sollten sie es trotzdem der Studie zuliebe tun, so ist die abschließende Beurteilung dieser Patienten vermutlich durch ihre Überzeugung verfälscht.

Eine Diät-Studie ist also fast so wenig durchführbar wie eine Studie, bei der zwischen Rauchen und Nicht-Rauchen randomisiert wird, einfach weil die einen das Rauchen nicht aufhören können und die anderen das Rauchen nicht anfangen wollen.

g) *„Placebo-Diät".* Eine Diät ist eine besondere Ernährungsform. Aber was ist eine „normale Ernährung", eine „Nicht-Diät" oder eine „Placebo-Diät"? Ist die übliche bürgerliche Kost, so wie sie in vielen Haushalten, Kantinen und Restaurants praktiziert wird, so festzulegen, daß sie als Vergleichsgruppe dienen kann? Bei stationären Patienten wird die klinikübliche bürgerliche Kost als Vergleich dienen können, bei ambulanten Patienten kaum. Bei ambulanten Patienten und bei Gesunden wird man wohl nur Gruppen mit und ohne besondere Diätmaßnahmen bilden und miteinander vergleichen können.

7. Beispiel: Diät als Zusatztherapie bei Rheumapatienten

Im Rahmen eines von der „Karl- und Veronica-Carstens-Stiftung" geförderten Forschungsprojekts haben wir u. a. folgende drei Studien-Varianten entwickelt:

Variante (A):
In einer Rheumaklinik werden zwei verschiedene Kostformen hergestellt. Durch Randomisation wird entschieden, welcher Patient während seines etwa sechswöchigen Aufenthalts welche Kost bekommt. Diese Variante wurde von uns verworfen, weil

- es sich um keine umfassende Diätetik handelt (Diät in vermutlich zu geringer Dosis),
- eine Mißgunst der Patienten untereinander entstehen könnte, etwa in der Form „warum bekomme ich dieses und jener jenes Essen?",
- Patienten während einer Kurbehandlung – insbesondere wenn sie eine unbeliebte Diät einhalten müssen – auch auswärts essen.

Variante (B):
An der Studie sind zwei Kliniken beteiligt, eine Klinik ohne und eine Klinik mit stark diätetischer Prägung. Die Patienten, die für eine Kurbehandlung vorgesehen sind, werden vom Kostenträger nach Randomisationsplan in die eine oder in die andere Klinik einberufen. Diese Variante hat Randomisation und eine umfassende Diätetik (Diät in „Maximaldosis"), wurde aber trotzdem aus folgenden Gründen verworfen.

- Eine eventuelle Signifikanz ließe sich nicht nur auf die unterschiedlichen Diäten, sondern auch auf die unterschiedlichen Kliniken zurückführen. Man könnte nur sagen, daß der Therapieerfolg in der diätorientierten Klinik besser war als in der nicht diätorientierten Klinik, dies mag dann an der Diät oder an der Klinik und ihren Ärzten liegen.
- Manche Patienten sind wohl kaum bereit, sich dem strengen Reglement einer diätorientierten Klinik zu unterwerfen.
- Diätorientierte und nicht diätorientierte Kliniken arbeiten mit verschiedenen Kostenträgern zusammen, die Kostenträger haben unterschiedliche Klientel und sind vermutlich kaum zu einer übergeordneten Mitwirkung an einer solchen Studie zu bewegen.

Variante (C):
Die von uns derzeit favorisierte Variante geht von folgenden Vorüberlegungen aus:
- Auch die wirksamste Diät würde nichts nützen, wenn die Patienten sie nicht befolgten.
- Wirklich praktikabel ist nur eine Ernährungsberatung. Sollte die Studie zeigen, daß die Ernährungsberatung keine Verbesserung des Therapieerfolgs bewirkt, so ist es aus pragmatischer Sicht gleichgültig, ob die empfohlene Diät selbst nicht zum Therapieerfolg beiträgt oder ob nur die Patienten die Diät in der Studie nicht befolgten.
- Weder den Patienten, noch einer Diätassistentin kann zugemutet werden, daß die Diätassistentin den Patienten der Vergleichsgruppe eine „Placebo-Diät", d.h. eine bürgerliche Kost ohne Besonderheiten, mit dem gleichen Nachdruck empfiehlt, wie sie den Patienten der Untersuchungsgruppe die besondere Diät empfiehlt.
- Die Ernährungsberatung sollte intensiv, also persönlich sein. Eine persönliche, intensive Ernährungsberatung ist aber auch eine menschliche Zuwendung. Die Patienten der Vergleichsgruppe ohne Ernährungsberatung müssen die gleiche menschliche Zuwendung erfahren.

Aus diesen Vorgaben wurde folgender Studienplan entwickelt:

- Die Studie wird bei niedergelassenen Rheumatologen durchgeführt. In die Studie werden Patienten mit entzündlichem Rheuma aufgenommen, weil dabei am ehesten ein günstiger Einfluß einer Diät auf das Krankheitsgeschehen erwartet werden kann.
- Die Studie wird in größeren Städten durchgeführt, weil sich dort die Patienten eines Arztes kaum kennen und sich nicht intensiv über ihre Krankheit und ihre Therapien austauschen.
- Alle Patienten erhalten eine weitgehend unveränderte und einheitliche Rheumatherapie.
- Alle Patienten erhalten zweimal wöchentlich in der Praxis des niedergelassenen Rheumatologen eine Knettherapie mit warmem Knetmaterial. Aus Sicht der Studie dient diese Knettherapie zunächst dazu, die Patienten regelmäßig ansprechen zu können. Warmes Knetmaterial wird verwendet, damit die Patienten die Knettherapie nicht nach Hause verlegen wollen.
- Die Patienten werden in die Gruppen A und B randomisiert. Die Patienten der Gruppe A sind während der Knettherapie allein, erhalten aber nach jeder Sitzung der Knettherapie eine persönliche und individuelle Ernährungsberatung durch eine Diätassistentin. Die genaue Diät ist noch festzulegen. Die Patienten der Gruppe B erhalten keine Ernährungsberatung, dafür wendet sich die gleiche Diätassistentin den Patienten während jeder Knettherapiesitzung zu, vermeidet aber Ernährungsthemen. Die Sitzungen für die Knettherapie und für die Ernährungsberatung dauern gleich lang.
- Die Behandlungsdauer innerhalb der Studie beträgt voraussichtlich drei Monate. Der Therapieerfolg wird vom Rheumatologen am Ende der Studie im Vergleich zur Eingangsuntersuchung festgestellt. Eine Nachuntersuchung nach drei weiteren Monaten prüft den längerfristigen Therapieerfolg.

Die Durchführung dieser Studie wird von uns angestrebt. Diese Studie kann von den niedergelassenen Rheumatologen gegenüber ihren Patienten verantwortet werden: Die Zuwendung, die Knettherapie und ggf. die Ernährungsberatung wird seiner Klientel nicht schaden. Die Kosten für die Diätassistentin müssen von der Studie getragen werden, die Kosten für die Knettherapie sind gering. Die Studie liefert aus biometrisch-statistischer Sicht vergleichbare Gruppen.

Die Auswertung vergleicht den Therapieerfolg in Gruppe A mit dem in Gruppe B. Außerdem wird die Diätassistentin am Ende der Studie jeden Patienten der Gruppe A beurteilen, ob dieser Patient vermutlich die Diät eingehalten hat (Untergruppe A1) oder nicht (Untergruppe A0). Der Vergleich der Untergruppen A1–A0 kann weitere Hinweise zur Wirksamkeit der Diät geben.

8. Zusammenfassung und Folgerungen

Kontrollierte Studien zur Wirksamkeit von Naturheilverfahren sind dringend notwendig. Eine vielfache und auch langjährige unformalisierte, ohne vergleichbare Vergleichsgruppe gewonnene Erfahrung reicht als Wirksamkeitsnachweis nicht aus.

Kontrollierte Studien zum Wirksamkeitsnachweis von Naturheilverfahren sind schwierig, erfordern Phantasie und vielfältigen Sachverstand. Nur eine kooperative Gruppe wird dies leisten können. Mit den beiden Beispielen wollen wir zur Wirksamkeitsprüfung und damit zur Anerkennung und Verbreitung von Naturheilverfahren beitragen.

Literatur

1. Gaus W, Ott V, Schweickhardt U, Woide A (1989) Ausgewählte wissenschaftliche Schriften zum Thema „Naturheilverfahren in der Rheumatologie" Aktuelle Rheumatologie 14:S.147–184
2. Wiesenauer M, Gaus W (1986) Wirksamkeitsvergleich verschiedener Potenzierungen des homöopathischen Arzneimittels Galphimia glauca beim Heuschnupfen-Syndrom. Eine multizentrische, kontrollierte, randomisierte Doppelblindstudie. Deutsche Apotheker Zeitung 40:S.2179–2185
3. Wiesenauer M, Gaus W, Bohnacker U, Häussler S (1989) Wirksamkeitsprüfung von homöopathischen Kombinationspräparaten bei Sinusitis. Ergebnisse einer randomisierten Doppelblindstudie unter Praxisbedingungen (1989) Arzneimittel-Forschung/ Drug Research 39:S.620–625

Ich danke den Herren Dr. Dettmer (Bald Waldsee), Dr. Ott (Tübingen) und Dr. Wiesenauer (Weinstadt), insbesondere jedoch Herrn PD Dr. Jäckel (Bad Wurzach) und Herrn Dr. Lützner (Bad Überlingen) für Gespräche, Ideen und Anregungen, die – es sei nicht verschwiegen – sich meist bei Tisch entwickelten.

Sachverzeichnis